女子高校生の子宮頸がん予防行動に関する心理社会的要因

――保健行動モデルを使ったワクチン接種行動の検討――

小　林　優　子　著

風　間　書　房

公刊によせて

まず，個人的な経緯を話せば，小林優子さんとの出会いは，遡ること約20年前である。当時，武蔵丘短期大学に勤務していた彼女が，修士課程に入学してきた。その時の研究テーマは，思春期のヘルスコンサーンを測定する尺度作成であった。この成果は，思春期学，学校保健研究に掲載されている。この縁があって，博士課程に入学が決まり，約15年ぶりに指導教員を引き受けることになったのである。

さて，本書のテーマである「がん」という病気は，1980年前後から急速に死亡率が高まり，以後は日本人の死因の第１位となっている。2015年では，全死因の28.7%を占めている。すなわち，日本人の3.5人に一人ががんで死亡しており，私たちは，がんで死亡する確率が最も高い時代を生きている。したがって，がん医療やがん患者の福祉の向上はもちろんだが，いかに予防するかが重要な国民的課題である。

多くのがんは，中高年齢になるにつれて発症率が高まるのだが，いくつかのがんは青年期にも発症する。そのようながんのひとつが，本書で取り上げられている子宮頸がんである。この子宮頸がんは，性交渉によるヒト・パピローマ・ウイルス（HPV）の感染が主な原因であるといわれており，米国では2006年に HPV ワクチンの使用が認可された。日本でも，2009年に認可され，ワクチン接種を勧奨する動きが，国会議員の力もあり，急速に波紋を広げていった。もし，本当にワクチンでがんを防ぐことができるのであれば，夢のような話である。このワクチン接種の対象となった中学生，高校生は，どのように受け止め，どのような行動をとったのだろうか。それが，小林優子さんが博士課程で取り組んだ研究テーマである。

女性の子宮頸がんによる死亡率は，近年高まってきており，予防はきわめて重要な公衆衛生，学校保健の課題である。しかし，若い女性の子宮頸がんワクチン接種行動に関する研究は，日本ではワクチンの導入が最近のことであるため，研究が乏しい。とりわけ，女子高校生を対象にした研究は，皆無に等しい。

この観点から，小林優子さんの研究は，子宮頸がん予防ワクチン接種行動並びに接種意図のメカニズムを明らかにするために，質的研究法と量的研究法の両方を取り入れて実施した研究の意義と独創性は大いに評価できる。

特に，質的研究では，インタビューデータに基づき，子宮頸がん予防ワクチン接種行動のメカニズムを構成する，思春期の女子の特性を踏まえた「ワクチン接種に向けた調整力」という概念を生成したこと，量的研究では，その生成した概念を測定する尺度を開発してモデルに導入し，より詳しいメカニズムを統計的に検証したことは，大きな成果といえる。小林さんは，研究成果を日本健康教育学会の学会誌，厚生の指標で公表している。

これらの点が評価されて，小林優子さんに，東京学芸大学大学院連合学校研究科より博士（教育学）が授与されたのである。その全成果が，日本学術振興会の出版助成を受けて公刊される運びとなり，小林さんの長年の努力が報われたことを喜ぶとともに，指導教授であった身にとっても感慨深い。

ところで，小林さんが一連の調査研究を行った後に，子宮頸がんワクチンの副反応が色濃く疑われる事例が明らかとなり，「がんをワクチンで予防する」という夢のようなアイデアの困難さが表面化してきた。この点で，ワクチンが積極的に推奨されていた時の研究として，時代的に貴重なデータである一方で，その後高校生の意識や行動はどのように変化したのか，という新たな課題を生んだといえる。

博士号は研究者のパスポートであると言われるように，学位取得後こそ研究に一層取り組んでほしいと願っている。

2016年10月

東京学芸大学養護教育講座
朝倉　隆司

目　次

序　　章

第1節　子宮頸がんの罹患率・死亡率と治療の概要

近年，子宮頸がんの罹患率および死亡率は増加の傾向にある。がん統計によると，2010年（平成22年）に新たに子宮頸がんと診断された例は10,737例であり，ここ10年の推移をみると増加傾向にある。特に，20～30代での罹患率の増加が著しく，子宮頸がんの罹患率を20年前と比較すると20代では4.7（対人口10万人）から12.2（同）に，30代では26.1（同）から50.8（同）に増加している[1]。また，子宮頸がんによる死亡者数も1990年（平成2年）の1,875名から，2000年（平成12年）の2,393名，そして2010年では2,664名へと年々増加の傾向にあり，これも20～30代の若い世代で増加が著明で，20年前では，20～30代の死亡割合は2.0（対人口10万人）であったが2010年には4.6（同）へと増加が見られた[2]。（図1）

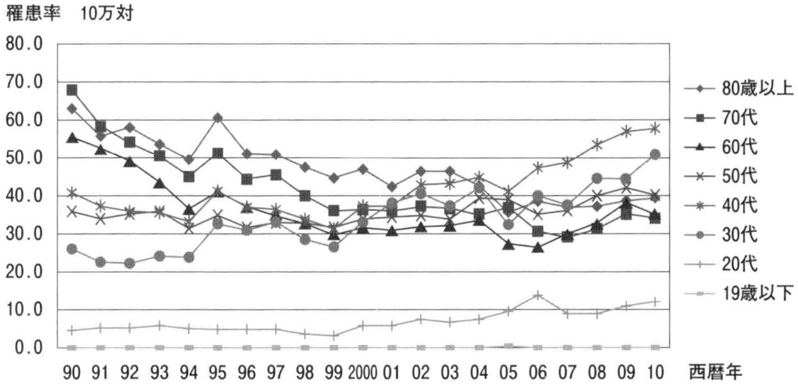

図1　子宮頸がん年代別罹患率の推移（1990年～2010年）文献[1]より作成

子宮頸がんの治療は臨床進行期分類により決定される。臨床進行期分類は軽い順に，0期，Ⅰ期（Ⅰa1期，Ⅰa2期，Ⅰb1期，Ⅰb2期），Ⅱ期（Ⅱa期，Ⅱb期），Ⅲ期（Ⅲa期，Ⅲb期），Ⅳ期（Ⅳa期，Ⅳb期）と分類される。そして，子宮頸がん罹患後出産が可能である治療，すなわち円錐切除術で対応できる進行期は0期とⅠa1期の一部である。それ以降は子宮の摘出術や，放射線療法，化学療法が必要となり妊娠出産が不可能となる。妊娠・出産を希望する女性にとっては子宮頸がんの予防および，早期発見は重要な課題となっている[3)]。

早期発見のために，子宮頸がん検診は重要な意味を持っている。がん予防重点健康教育及びがん検診実施のための指針の一部改正により，我が国の子宮頸がん検診は，2005年（平成17年）より20歳以上の女性が2年に1回検診を受けることになった。しかし，子宮頸がん検診の受診率の低迷が問題とされており，2010年（平成22年）の子宮頸がん検診の受診率は全国平均で26.4％と報告されている[4)]。このように，検診の受診率が低いことからも，早期のワクチン接種により予防することが期待されている。

第2節　HPV（human papilloma virus）の発見と子宮頸がん予防ワクチン

1970年代後半には，ヒトパピローマウイルス（HPV：human papilloma virus）と子宮頸がんの関連があきらかになった。つまり，子宮頸がんの前駆病変である子宮頸部上皮内腫瘍（cervical intraepithelial neoplasia：CIN）には，ほぼ100％にHPVが検出されることが示された。そして1980年代の基礎研究から子宮頸がんの発生原因としてHPVが大きな役割を担っていることが確実であると考えられるようになった。また，1990年代後半に，HPV感染の自然史が明らかになった。20歳代女性では細胞診に異常がなくても，10～30％でHPVが陽性であることや，若年女性の前向きコホート研究において，未だ性体験がない場合はHPV陰性であるが，ひとたび性体験のある生活が始まれば，ほとんどの女性がいったんHPV陽性となる。しかし，90％以上で６か月から２年以内にHPVが陰性化する。すなわち，HPV感染自体はありふれた現象であり，一生でみると全女性の70～80％がHPVの感染の経験を持つ。そして，一部がHPV持続感染状態となり異形成へと進展すると考えられている。これまでは，子宮頸がん検診により，異形成・上皮内がんの状態で早期発見し，浸潤がんとなるのを防ぐとともに，妊娠出産の機能を保持できる状態で治癒に至らしめることが予防ストラテジーであったが，子宮頸がんの大部分がHPV感染から始まることから，HPVワクチンによって感染を予防し，子宮頸がんの一次予防をはかるというストラテジーが考えられた[5)]。

HPVは130を超える遺伝子型が同定されているが，このうち約30～40のタイプが性行為を通して性器周辺に感染する。疫学的にがんとの関連が示されるハイリスク型HPV（16，18，31，33，35，39，45，51，52，56，58，59など）が長期間持続感染することで子宮頸がんが起こると考えられている。特に，16型と18型の両者のみで子宮頸がんの70％の原因となっており，さらに，16，18，45，31，33，52，58，35型を合計すると子宮頸がんの95％の原因となるといわれている。16型，18型に対するワクチンが開発され，2006年（平成18年）には米国FDAの承認を経た。その後100か国以上で接種が行われるようになっている。また，16，18，６，11に対する４価ワクチンも開発された[6)]。

16，18型の２価ワクチンは，グラクソスミスクライン社のCervarix，16，18型に６，11型を加えた４価ワクチンは，米国メルク社のGardasilとして認可されている。両者とも３回の接種が必要で，Cervarixは，初回接種後，１か月後と６か月後に，Gardasilは，初回接種後，２か月後と６か月後に筋肉注射によって接種する[7)]。

導入後間もないことから，現時点ではがんそのものを予防する効果は証明されていないものの，HPVの感染や子宮頸部の異形成を予防する効果が認められ，その有効性は一定の期間持続することを示唆する研究の報告がみられる。また，海外の疫学調査では導入前後でHPV感染症の頻度が実際に減少したという報告や，数理モデルによる推計では子宮頸がん予防ワクチンの導入により，子宮頸がんによる罹患，および死亡を，ともに70〜80%程度の減少が予測されている。国内の販売開始以降，予防接種により回避することができた子宮頸がん罹患者数は13,000人〜20,000人，回避することができた子宮頸がんによる死者は3,600人〜5,600人との推計値の報告がある[8)]。

第3節　海外の子宮頸がん予防ワクチン（HPVワクチン）の状況

米国では2006年に16型，18型に対する2価ワクチンが承認を経たが，その後100か国以上で接種が行われるようになっている。高所得国のHPVワクチンの推奨年齢と国の接種プログラムについてのレビュー文献[9)]によると，カナダやオーストリアでは9歳と比較的低年齢であるが，ほとんどが11〜12歳が中心となっている。そして，米国，カナダ，オーストラリアなど，26歳まではキャッチアップの年齢として定めている。また，財政的支援の状況をみると，対象となる女性はすべて無料の国，保険会社によりカバーされる国，また，男子も保険会社によりカバーする国がある(表1)。接種率についての報告では，オーストラリアでは，2007年からの定期接種プログラム，キャッチアップ接種プログラムにより80%の接種率を達成している[10)]ことや，イギリスでは2009年から学校単位での無料HPVワクチン接種プログラムが始まり，接種率は80%以上という報告がある[11)]。

第4節　我が国の子宮頸がん予防ワクチン（HPVワクチン）に関する政策

日本における子宮頸がん予防ワクチンに関する経緯を表2に示した。我が

表1　海外のHPVワクチンの推奨年齢と財政的支援2008年1月現在（文献[9]をもとに作成）

	primary	Catch-up	財政的メカニズム
オーストラリア	12―13	14―26	対象となる女性は無料
オーストリア	9―15	16―26	12歳の女子は無料
ベルギー	10―13	14―26	12―15歳の4価ワクチンの75％払い戻す
カナダ	9―13	14―26	国家予算で3億ドル割り当てている
フランス	14	15―23	Gardasil ワクチンに対し政府の保険が費用の65％払い戻す
ドイツ	12―17	医師のすすめによる	民間と公共の保険で12―17歳の女子の費用をカバーする 多くの公共の保健は18―26歳の女性の費用の一部または全額を支払う 9―15歳の男子に一部または全額を払い戻す保険会社もある
ギリシャ	12―15	15―26	経済，健康労働大臣により決定
イタリア	12	なし	製薬機関が12歳の女子の Gardasil ワクチンに資金提供
リヒテンシュタイン	未定	～26	26歳までの女性は無料
ルクセンブルグ	11―12	13―18	対象となる女性は無料
ポルトガル	13	17	対象となる女性は無料
スペイン	11―14	未定	対象となる女性は無料
スイス	11―14	15―19	対象となる女性は無料
英国	12―13	14―18	対象となる女性は無料
米国	11―12	13―26	ほとんどの保険会社によってカバーされる 低収入の家庭には Vaccines for Children Program が支払う

国では16，18型の2価ワクチンであるグラクソスミスクライン社の Cervarix は2009年（平成21年）12月に，16，18，6，11型の4価ワクチンである米国メルク社の Gardasil は2011年（平成23年）8月に認可された。グラクソスミスクライン社の Cervarix の認可の後，2010年（平成22年）11月に子宮頸がん等ワクチン接種緊急促進事業が実施されることとなった[12]。この事業に

表２　日本の子宮頸がん予防ワクチンに関する流れ

年　月	内　容
2009年12月	グラクソスミスクライン社のCervarix認可
2010年11月	子宮頸がん等ワクチン接種緊急促進事業
2011年３月	子宮頸がん予防ワクチン供給不足
2011年６月	ワクチン供給量の確保が確認でき高校生（１～２年生）の接種再開の通知
2011年７月	中学３年生以下のすべての学年の接種再開の通知
2011年８月	メルク社のGardasil認可
2012年３月	子宮頸がん等ワクチン接種緊急促進事業終了
2013年４月	予防接種法の一部を改正する法律の施行 HPVワクチンが定期予防接種に加えられる
2013年６月	接種の積極的な勧奨とならないように市町村長宛に勧告

おける子宮頸がん予防ワクチンの対象者は，13歳となる日の属する年度の初日から16歳となる日の属する年度の末日までの間にある女性とされ，例外として，12歳となる日の属する年度の初日から当該年度の末日までの間にある女性も対象とすることができる（この場合，本事業における接種範囲は４学年内までとする）。また，平成22年度において，“16歳となる日の属する年度の末日までの間にある者で，本事業に基づき１回目若しくは２回目の接種を行ったもの又は明らかな発熱を呈している若しくは急性の疾患にかかっていることにより子宮頸がん予防ワクチンの接種を受けることが適当でないとされたものについては，17歳となる日の属する年度においても，接種を受けることができる”と定められた。2010年（平成22年）12月の調査によると，平成22～23年度に本事業を実施すると回答した市町村は99％以上であった[13]。ワクチンの接種回数は３回であり助成金額は市町村により定められ全額または一部が助成される。

ところが，2011年（平成23年）３月には，子宮頸がん予防ワクチンの急速な需要の増大に対応できず，供給不足となり，出荷の制限等を実施しているとの通知がなされ，１．今年度に事業を開始し高校１年生を事業の対象としている市町村においては，平成23年３月末までに１回目の接種をできなかった高校１年生が，平成23年４月以降に１回目の接種をした場合であっても，当分の間，事業の対象とできることとする。２．ワクチンの供給状況を踏まえ，当分の間，初回の接種者への接種を差し控え，既に接種を開始した者への２回目・３回目の接種を優先するよう，市区町村及び関係機関にお願いする，との対応がとられた[14]。

その後ワクチン供給量の確保が確認でき，2011年（平成23年）６月１日には高校２年生の再開[15]，同年６月30日には高校１年生の接種を再開するよう通知された。さらに，同年７月１日には中学３年生以下のすべての学年でも接種を再開するよう通知された[16]。

そして，本事業は予防接種部会における意見書（平成22年10月６日）や，国際動向，疾病の重篤性等にかんがみ，予防接種法の定期接種化に向けた検討を行うこととし，対象年齢層に，緊急に一通りの接種を提供して，これらの予防接種を促進するための基金を都道府県に設置し，補正予算において必要な経費を措置する。そこで平成24年度末まで実施されることとなった[17]。

2013年（平成25年）４月１日より，予防接種法の一部を改正する法律が施行されることになった[18]。HPV ワクチンが定期予防接種に加えられ，ヒトパピローマウイルス感染症の定期の予防接種の対象者を12歳となる日の属する年度の初日から16歳となる日の属する年度の末日までの間にある女子とした。また，定期予防接種に加えられたことで，予防接種健康被害救済制度の対象ワクチンとなった[19]。

ところが，子宮頸がん予防ワクチン接種後の副作用を調べる厚生労働省の検討会には，複合性局所疼痛症候群（CRPS：Complex regional pain syndrome）の疑い５例，慢性疼痛の疑い38例が報告された。ワクチンとの因果関係ははっきりしなかったが，厚労省は，2013年６月14日に「ヒトパピローマウイルス感染症の定期接種の対応について（勧告）」を出した[20]。すなわち，1. 市町村長は接種の積極的な勧奨とならないように，しかし，2.ヒトパピローマウイルス感染症の定期接種を中止するものではないので，対象者のうち希望者が定期接種を受けることができるよう接種機会の確保を図ること，3.ワクチンの有効性及び安全性について十分説明した上で接種することを周知すること，4.副反応の報告を適切に行うよう勧告した。

また一方では，WHOワクチンの安全性に関する世界諮問委員会（GACVS：Global Advisory Committee on Vaccine Safety）のHPVワクチン接種の継続的安全性に関する声明[21]の発表や，フランス当局の医薬品安全局（ANSM：Agence Nationale de Sécuritédu Médicament et des Produits de Santé）による，CRPSとHPVワクチンの因果関係は確立されていないとする声明[22]の発表がみられている。また，積極的接種の勧奨を控えるといった勧告がなされたものの，8～9月の接種者は約1万5000人と報告されている[23]。

その後の厚生労働科学審議会予防接種・ワクチン分科会副反応検討部会が数回開催されているが，定期接種のまま積極的勧奨を控えるという方針は未だ変更されていないのが現状である。

第5節　女子高校生にとっての子宮頸がん予防ワクチン

高校生にも子宮頸がん予防ワクチンは推奨されていると考えられる。まず，The Advisory Committee on Immunization Practices[24]は子宮頸がん予防ワクチンの推奨年齢を9～26歳としている。また，わが国でも11～14歳の女子に対し優先的にHPVワクチンを接種することを推奨するが，この年齢でワクチン接種ができなかった15～45歳の女性に対してもHPVワクチンの接種を推奨している[25]。そして，子宮頸がん等ワクチン接種緊急促進事業の対象は，主に10代前半とされており，高校1年生までが含まれる。しかし，平成23年度は，前年度の子宮頸がんワクチンの供給不足により接種が不可能であった前年度の高校1年生，つまり高校2年生も当該事業の対象であった。

子宮頸がん予防ワクチンは開発されたばかりであり効用や使用目的などの認知度も低い。さらに，承認後間もないため副反応のリスクに関する課題も残されている。さらに，がん予防という個人の疾患予防を主眼としたワクチンであり，麻疹，風疹，インフルエンザなど集団免疫効果による社会防衛の観点からも流行を予防する目的を持ったワクチンと異なる点が特徴的である。

高等学校の保健で子宮頸がんを題材に取り扱ったという報告は見当たらないが，女子大生を中心にした Ribbon Movement（リボンムーブメント）が高校に出向いて授業をするという教育方法を取り入れる高校もみられ，主に子宮頸がんや予防法に関する知識の提供を行っている[26)]。保健体育の学習指導要領[27)]には健康に関する意志決定[注1)]や行動選択の項目が含まれているが，子宮頸がん予防に関する知識の教授に留まらず，女子高校生が適切な意思決定や行動選択ができるよう支援することも重要な課題であると考えられる。

第6節　子宮頸がん予防ワクチン接種に関する先行研究

海外では HPV ワクチンに関する研究は比較的多く行われており，特に最初に HPV ワクチンが承認された米国の研究の数は群を抜いている。一方，我が国における研究は数少ない。

海外の研究をみると，まず，比較的目立つのが母親を対象にした研究である。Dempsey ら[28)]は米国の11～17歳の娘を持つ母親52名にワクチン接種を受ける，あるいは拒否する理由について電話インタビューによる質的分析を行った。受ける理由には予防したい，医師からのすすめ，感染リスクを認識していることをあげている。一方拒否する理由には，知識の欠如，年齢に関する気がかり，感染リスクの低い見積もりをあげている。そして，受ける立場であっても拒否する立場であっても，ワクチンの安全性に関心を持っていることは共通していた。Marlow ら[29)]は，英国の８～14歳の娘を持つ母親684名を対象に調査を行い，HPV ワクチンの受け入れはワクチン接種の重要性を認識していること，医師や政府への信頼があることを明らかにした。医師は，特に過去のワクチン接種を拒否したり延期したりした経験のある親にはその不安に耳を傾けるべきであることや，効果的な疾患予防の方略としてワクチン接種が重要であることを強調するような有益な健康情報を伝えることの重要性を述べている。また，Kester ら[30]は，米国における HPV ワクチン接種率とその予測，ワクチン接種をしない理由について14～17歳の女子の母親501名を対象に調査を行った。その結果，ワクチン接種率は51.1％だが3回をすでに済ませている割合は38.3％であり，社会経済的な要因，デモグラフィック要因はワクチン接種と関連がなく，接種しない主な理由はワクチンの安全性，そして専門家が接種を勧めないことの気がかりであったと報告している。母親を対象にした研究のうち，保健行動モデルを用いた研究も散見される。まず，Reiter ら[31]は親のヘルス・ビリーフと思春期の娘の HPV ワクチン接種について検討している。米国の10～18歳の娘の母889名を対象にヘルス・ビリーフモデル（HBM：Health Belief Model）の構成要因を用いて，HPV ワクチン接種との関連を検討した結果，医師のすすめ，ワクチンの獲得のバリアの認識，潜在的なワクチンの害の受けとめが関連していたと報告した。次に，Askelson ら[32]は米国の９～15歳の娘の母親217名を対象に計画的行動理論（TPB：Theory of Planned Behavior）を用いて娘の HPV ワクチン接種意思の予測を行った。TPB の構成要因のうち母親の肯定的態度，主観的規範がワクチン接種の予測に有意に関連がみられた。

さらに，HPV ワクチンをめぐっての母親と娘のコミュニケーションについて報告している研究もみられた。McRee ら[33]は米国ノースカロライナの11～20歳の娘を持つ母親609名を対象に調査を行い，HPV ワクチンについての思春期の娘とのコミュニケーションの特徴を明らかにしている。81％の母親は娘と HPV ワクチンについて話し合いを持っており，自分の娘が性的に活発であると認識している，HPV ワクチンの知識が多い，都市部に住んでいる，熱烈なクリスチャンである，という母親ほど会話を持っていた。また，そのうちの86%はHPVワクチン接種の賛否の理由を，HPVワクチンによる利益や子宮頸がん予防について56%が会話をしたが，HPVワクチンのデメリットについて会話した母親は少なかったと報告している。

思春期を対象とした研究も，質的量的ともに報告されている。まず，質的研究には，Hopferら[34]が大学生を対象に行った研究とWilliamsら[35]の17〜18歳を対象とした研究がある。まず，Hopferら[34]は米国の女子大生36名のインタビューをもとに，HPVワクチンの意思決定についての語りをコードに分類した。ワクチン接種受入れの語りとしては，「支持的な家族のメッセージ」「医療者の明確な説明」「一般的な行動であるという仲間からの表現」「がんやHPVに効くワクチンの利益」の4つのコードを報告している。逆にワクチン接種に抵抗する語りでは，「ワクチンの安全性の疑い」「代替的な方法の希望」「HPVのスティグマ」「自己効力では打ち勝てない障壁（費用や時間，親に打ち明ける恐怖）」「その方法は遅すぎること」の5つのコードを報告している。次に，Williamsら[35]は英国のワクチン接種を受けた5名と受けていない5名にインタビューを行った。HPVと子宮頸がんの知識，HPVワクチン接種への態度の2つに焦点をあてて分析した結果，知識については，ほとんどの女子の知識が乏しく，情報を望んでいることが示された。また，ワクチン接種の態度に関連する要因として，「仲間の意見」「意見を聞きよく検討すること」「実現性の要因（practical issues）」「性行動との関連」「ワクチンの効果と安全性」の5つが見出されたとしている。

量的研究も数多く報告されている。主に，ワクチンの接種率や，接種の意思決定や接種行動との関連要因，またワクチン接種を促す要因ならびに阻害する要因などを検討する研究が多くみられる。量的研究も2006年にいち早くワクチンが承認された米国の研究が比較的多い。Caskeyら[36]は，米国でワクチンが承認された翌年である2007年にインターネット調査を実施し，13〜26歳の女性を対象にHPVワクチンに関する知識，ワクチンを受けることのバリア，早期ワクチン接種との関連を検討した。分析対象者1,101名のうち

13～17歳の30%，18～26歳の９%が１回以上接種を受けており，HPV ワクチンについての知識が乏しいことや，HPV 感染のリスクのある多くの女性がまだ接種を受けていない結果から，ヘルスケアの専門家や家族による教育の必要性を指摘している。Tiro ら[37]は2007年 California Health Interview Survey により，12～17歳の女子の親と，18～27歳の女子を対象に，HPV ワクチン接種に影響する要因を検討した。その結果，12～17歳では親の収入や教育背景が影響しているが，18～27歳では米国での滞在期間，保険，医療を受けていない，セックスパートナーが少ないなどの要因が影響していると報告している。また，Tiro らには米国テキサスの４つのクリニックの11～18歳の女子700名分の患者記録からの報告もある。４価の HPV ワクチンの接種率や接種に関連する要因を報告している。それによると2007～2009年の接種率は１回12.7%，２回8.1%，３回8.1%であり，他のワクチン（DT，百日咳，髄膜炎）を受けていることや，ワクチンの記録物を持っていることが接種に関連しており，年齢や民族，そして保険の種類は無関係であることを報告している[38]。Palli ら[39]は，2007～2008年に米国の12～17歳のうちワクチン接種を推奨されている約37万人を対象に，ワクチン接種を予測する要因を検討した。勧められた思春期女子の48.8%が接種を受けており，予防的に医療を受けていること，世帯の中での大人の数，世帯収入が接種の予測に影響していたと報告している。しかし，世帯の中での大人の数は一人親家庭の方が接種する傾向にあり，また，世帯収入も FPL（連邦貧困レベル）の100%以下の群よりも101～200%の群がワクチン接種を受けない傾向にあった。これに対し，一人親であるがゆえ子どものリスクに対しての認識が大きいこと，世帯収入については，主にワーキングプアの世帯で医療にアクセスするための交付を受けているためと考察している。また，同時期に Liddon ら[40]は，米国の NSFG（National Survey of Family Growth）にてワクチン非接種と回答した15～24歳の女子955名を対象に，12か月の間にワクチン接種を受ける見込みとの関連を検討した。42.5%が受ける見込みであると回答し，性的な経験がある女性はそうでない女性の２倍，また，健康保険に加入していることが受ける見込みと関連していた。ワクチン接種を受けない見込みである理由として，子宮頸がんに罹患しないという信念や，ワクチン接種の制度上のバリアを報告している。

米国以外の報告もいくつか見られる。カナダにおける報告では，Ogilvieら[41]はブリティッシュコロンビアの公的資金による学校ベースのプログラムにおいて，最初の接種とワクチン接種を受けることに関連した親の要因を明らかにいている。分析対象は６年生女子の親2,025名であり，そのうち65.1％が１回目を受けさせていた。接種の理由は，ワクチンの効果，医師からのすすめ，娘の健康の気がかりであり，接種させない理由は，ワクチンの安全性の気がかり，娘が年齢を重ねるまで待つという選択，決定するのに十分な情報がない，というものであると報告している。また，性交と関連してのHPVの印象や幼少期のワクチン歴が娘の接種を予測し，父母がそろっている，３人以上の子どもがいる，学歴が高いことが娘にHPVワクチンを受けさせることと関連していたと報告している。また，Giuseppeら[42]はイタリアの14～24歳の女性1,348名を対象に調査を行った。対象者のHPVや子宮頸がんについての知識は乏しいが，医療従事者の親を持ち，家族や友達が子宮頸がんの病歴がある，前年に健康診断を受けている人が知識を多く持っていたと報告している。さらに，HPVワクチンの接種を受ける見込みには，HPV感染のリスクの受けとめ，子宮頸がんを防ぐワクチンの有用性の認識が関連していた。次に，Mortensen[43]はデンマークでの調査を報告している。16～26歳の女子839名のうちの49％がワクチン接種を受け入れており，28.8％がワクチン接種を拒絶していた。そして，実際にワクチン接種を受けた15名とワクチン接種を拒絶している18名を対象にフォーカスグループインタビューを行った。HPVワクチンの容認を推進する要因には，子宮頸がんの予防が主な推進要因であり，親の勧めや経済的なサポートによる追従，ヘルスケアの専門家による勧めなどがあり，一方バリアの要因には，コストやワクチンの利益についての情報不足を報告している。

米国やカナダでは大学生を対象にした調査もいくつか実施されている。Dillard ら[44]は，ペンシルバニアの大学生を対象とした調査により，HPV の認知度は高いものの，知識は65％程度であり，メディアの情報や医師からのワクチン接種の奨励により知識が有意に異なることや，ワクチン接種のバリアには，ワクチンの正当性の調査が不十分であることや，ワクチンの効果を十分納得していないといったことが挙げられ，教育の必要性やバリアの認知を低める必要性を示唆している。また，Bennett ら[45]はミッドウェスタン大学の女子学生のワクチン接種意思は，HBM の要因である，重大性の受けとめ，ワクチン接種の利益の認識，セルフ・エフィカシーと，TPB の要因である肯定的な態度と主観的規範が影響しており，HBM と TPB を合わせたモデルで60％の説明率だと報告している。Gerend ら[46]は，サウスイースタン大学の18～26歳女性を対象に，ワクチン接種の予測モデルを HBM と TPB で比較しており，TPB の方が HBM よりもモデルとして優れていると指摘している。また，予測する要因は，主観的規範，セルフ・エフィカシー，ワクチンコストであると報告している。また，Krawczyk ら[47]はマギル大学の女子学生を対象に HBM および TPB の枠組みを用いて検討し，ワクチンの否定的な健康結果，医師のすすめ，ワクチンへの肯定的態度，主観的規範が意思や接種行動に影響していると報告している。

一方，国内の HPV ワクチン接種に関する研究状況をみると，教職員や医療従事者などの HPV ワクチンの意識や認識，子宮頸がん予防に関する健康教育についての認識を調査した研究[48)~52)]がいくつかあるが，HPV を推奨されている年齢層の女子やその母親を対象にした研究は非常に少ない。

服鳥ら[53]は中学１～３年生の女子を対象に調査を行った。ワクチン接種率は25.2％と報告し，さらにワクチン接種経験の有無によるワクチンの認識に違いがあることを示している。そして，ワクチン接種を決定する際に母親の意見が重要であると考えている傾向があると報告している。母親を対象にした調査は，小林ら[54]が小学５～６年生の女児の母親50名を対象にした調査で，子どもの接種を希望する割合を80％と報告している。接種を希望しない理由は，副作用が分からない，性への興味を助長させてしまうおそれを挙げていた。

一方，女子大学生を対象にした研究は比較的多くみられ，HPV ワクチンの知識や認知度，意識や態度などの実態を調査するものが目立っている。大見[55]の報告では，大学生の HPV やワクチンについての認知度は低い。しかし，ワクチン接種は費用や労力を考えなければほとんどの女子大学生が接種を希望していた。野口ら[56]は看護系大学の学生約200名を対象に調査を行い，HPV ワクチンの接種率は1.6％と報告している。接種しない理由には，高額な費用であることや機会がないこと，接種の手続きがわからないなどの理由があげられた。HPV ワクチンや検診の存在を知っている割合は８割にのぼったが，正確な知識を得ている者は少ないことが報告されている。また，和泉ら[57]は女子大学生530名を対象に調査を行いワクチン接種率は約３％であると報告している。非接種の主な理由は高額，副作用や有効性の問題，多忙，接種場所の問題，必要性を感じていないがあげられた。そして，女子大学生の予防行動実施率の低さや情報や知識の不足を指摘している。さらに，海老原ら[58]は1,420名の女子大生を対象に調査を行い，大学生の知識の乏しさを指摘するとともに，HPV ワクチン接種率が3.7％，接種を希望する割合が73.3％，希望しない割合が3.6％であると報告している。接種を希望しない主な理由は，周りに接種した人がいない，効果が不明，どこで接種できるかわからない，金額が高い，自分には必要ないがあげられた。

第７節　研究の目的と論文の構成

子宮頸がん予防ワクチンは比較的新しいワクチンであり，まだ副作用のリスクに関する課題が残されている。このような新しい予防ワクチンの登場に際し，高校生時期にある人々はどのように健康情報を得，メリットとデメリットを解釈しワクチン接種という行動を起こすのかは興味深い課題である。

一般的に任意予防接種は成人であれば自分自身で，小児であれば保護者が判断し意思決定を行う。そして，高校生の場合を考えると，高校生は本人の判断や意思が尊重されるべき年代の対象者でもある。つまり，高校生期は，将来の社会的自立に向け自らの意思と責任でより良い選択，決定を行う発達段階であると同時に，その過程で課題や葛藤に積極的に取り組み，解決に向かうための意思決定能力を育成する時期である[59]。したがって，子宮頸がん予防ワクチンの接種においても，彼女らの自律的意思や判断，とりわけインフォームドコンセントに関わる権利と倫理は十分に尊重される必要がある[60]。しかし，現実は，高校生自身が子宮頸がん予防ワクチンの接種を希望しても，接種には保護者の理解と承諾が必要であり，しかも公費助成の対象外であれば４～５万円の費用負担が必要となり自律・自立と依存をめぐる難しい状況に置かれている。したがって，高校生の保健行動の意思決定や実際の行動はどのような要因によって影響を受けているのか，意思決定や行動はどのように説明できるのかを解明することは重要な課題となっている。

そこで，本研究は，女子高校生の子宮頸がん予防に向けた健康教育に寄与するため，女子高校生のワクチン接種行動に関わる要因を明らかにし，ワクチン接種行動の意思決定や行動のプロセスを説明する保健モデルを構築することを試みた。

そのために，２つの研究を実施した。研究１は質的研究である。子宮頸がん予防ワクチンは承認されたばかりのワクチンであり，ワクチンに関する研究はまだ少ない。まずは，質的研究により①女子高校生の子宮頸がん予防に関わる要因や概念は何であるか。②どのような概念枠組みでワクチン接種行動の意思決定や行動が説明されるのかについて，まずは探索的研究をおこなう必要があると考えた。その結果，女子高校生の子宮頸がん予防ワクチン接種プロセスを説明するのに，ヘルス・ビリーフモデル[61]（HBM：Health Belief

Model）の要素が多く含まれており，保健行動の説明にはHBMが活用できることが示唆された。しかし，思春期の保健行動の特徴として，オリジナルのHBMの要因には含まれていない障壁を乗り越えるための〈接種につながる調整力〉を加える必要が示唆された。したがって，〈接種につながる調整力〉を加えた女子高校生のワクチン接種の概念枠組みが構築できた。

その概念枠組みを実証するための研究が2つ目の量的研究である。質的研究の結果をもとに，質問紙を作成した。女子高校生の子宮頸がん予防ワクチン接種に関する実態を明らかにするとともに，子宮頸がんワクチン接種行動に関する態度尺度の開発を行った。作成した態度尺度や背景要因などにより，接種の意向や行動がどのように説明できるかを検証した。表3に論文の構成を示した。

表 3　論文の構成

	序章 第 1 節　子宮頸がんの罹患率・死亡率と治療の概要 第 2 節　HPV（human papilloma virus）の発見と子宮頸がん予防ワクチン 第 3 節　海外の子宮頸がん予防ワクチン（HPV ワクチン）の状況 第 4 節　我が国の子宮頸がん予防ワクチン（HPV ワクチン）に関する政策 第 5 節　女子高校生にとっての子宮頸がん予防ワクチン 第 6 節　子宮頸がん予防ワクチン接種に関する先行研究 第 7 節　研究の目的と論文の構成 序章文献
研究 1 質的研究	第一章　女子高校生における子宮頸がん予防ワクチン接種プロセスに関する質的研究 第 1 節　本研究の目的 第 2 節　研究の方法 第 3 節　結果 第 4 節　考察 第 5 節　本研究のまとめ 第一章文献
研究 2 量的研究	第二章　女子高校生における子宮頸がん予防ワクチン接種の実態と尺度開発 第 1 節　調査の概要 第 2 節　調査結果　ワクチン接種に関する実態 第 3 節　子宮頸がん・予防ワクチンに対する態度尺度の作成 第二章文献 第三章　女子高校生における子宮頸がん予防ワクチンの接種行動の予測 第 1 節　研究方法 第 2 節　分析対象者の概要 第 3 節　接種行動と各変数との関連 第 4 節　構造方程式モデリングによるパス解析 第三章文献 第四章　女子高校生における子宮頸がん予防ワクチンの接種意向の予測 第 1 節　研究方法 第 2 節　分析対象者の概要 第 3 節　接種の意向と各変数との関連 第 4 節　構造方程式モデリングによるパス解析 第四章文献
	第五章　本研究の総括 第 1 節　総合考察 第 2 節　本研究の限界と今後の研究の展望 第五章文献

序章文献

1）国立がん研究センターがん対策情報センター：地域がん登録全国推計によるがん罹患データ（1975年～2010年）http://ganjoho.jp/professional/statistics/statistics.html （平成26年10月14日アクセス）

2）国立がん研究センターがん対策情報センター：人口動態統計によるがん死亡データ（1958 年 ～ 2013 年）http://ganjoho.jp/professional/statistics/statistics.html （平成26年10月14日アクセス）

3）吉川裕之．子宮頸癌．医療情報科学研究所．病気がみえる婦人科・乳腺外科第２版．東京：メディックメディア；2009．136-147.

4）室谷哲弥，小屋松安子，永田順子ほか．子宮頸癌検診受診率向上を目指して．臨床検査2011；55(12)：1453-1457.

5）小西郁生．子宮頸がんは予防すべき「がん」である，臨床婦人科産科2010；64(3)：242-245.

6）豊島将文，八重樫信生．子宮頸がんは発がん機序が解明されている．臨床婦人科産科2010；64(3)：247-251.

7）吉川裕之．HPV ワクチンの現状．臨床婦人科産科2010；64(3)：252-255.

8）平成25年度第６回厚生科学審議会予防接種・ワクチン分科会副反応検討部会，第７回薬事・食品衛生審議会医薬品等安全対策部会安全対策調査会（合同開催）第二部資料　資料12子宮頸がん予防ワクチンの有効性について http://www.mhlw.go.jp/file/05-Shingikai-10601000-Daijinkanboukouseikagakuka-Kouseikagakuka/0000033862.pdf （平成28年６月23日アクセス）

9）Koulova A, Tsui J, Irwin K, et al. Country recommendations on the inclusion of HPV vaccines in national immunization programs among high-income countries, June 2006-January 2008. Vaccine 26(51); 2008: 6529-6541.

10）井上正樹，金谷太郎．HPV ワクチンの現況．臨床検査2011；55(12)：1445-1448.

11）Sharon J.b.Hanley. 英国における子宮頸癌予防のためのパブリックヘルス教育．産婦人科の実際2010；59(4)：583-589.

12）子宮頸がん等ワクチン接種緊急促進事業の実施について厚生労働省　平成22年11月26日 http://www.mhlw.go.jp/bunya/kenkou/other/dl/101209i.pdf （平成28年６月23日アクセス）

13）子宮頸がん等ワクチン接種緊急促進事業（平成22年度補正予算）の実施状況　厚生労働省 http://www.mhlw.go.jp/bunya/kenkou/kekkaku-kansenshou/pdf/110120-1.pdf （平成28年６月23日アクセス）

14）子宮頸がん等ワクチン接種緊急促進事業の円滑な実施について　厚生労働省健康局結核感染症課，厚生労働省医薬食品局血液対策課　平成23年３月７日　事務連絡 http://www.mhlw.go.jp/bunya/kenkou/kekkaku-kansenshou/pdf/110307-1.pdf（平成28年６月23日アクセス）
15）子宮頸がん等ワクチン接種緊急促進事業の円滑な実施について　厚生労働省健康局結核感染症課，厚生労働省医薬食品局血液対策課　平成23年６月１日　事務連絡 http://www.mhlw.go.jp/bunya/kenkou/kekkaku-kansenshou/pdf/110602-1.pdf（平成28年６月23日アクセス）
16）子宮頸がん等ワクチン接種緊急促進事業の円滑な実施について厚生労働省健康局結核感染症課事務連絡平成23年７月14日 http://www.mhlw.go.jp/bunya/kenkou/kekkaku-kansenshou28/pdf/110714-1.pdf（平成28年６月23日アクセス）
17）平成24年度以降の子宮頸がん等ワクチン接種緊急促進事業の延長について http://www.mhlw.go.jp/bunya/kenkou/kekkaku-kansenshou28/pdf/vaccine_kouhukin_enchou.pdf（平成28年６月23日アクセス）
18）予防接種法の一部を改正する法律の施行等について平成25年３月30日　厚生労働省健康局長　http://www.mhlw.go.jp/topics/bcg/tp250330-2.html（平成28年６月23日アクセス）
19）予防接種健康被害救済制度　厚生労働省 http://www.mhlw.go.jp/bunya/kenkou/kekkaku-kansenshou20/kenkouhigai_kyusai/index.html（平成28年６月23日アクセス）
20）ヒトパピローマウイルス感染症の定期接種の対応について（勧告）平成25年６月14日　厚生労働省健康局長 http://www.mhlw.go.jp/bunya/kenkou/kekkaku-kansenshou28/pdf/kankoku_h25_6_01.pdf（平成28年６月23日アクセス）
21）GACVS Safety update on HPV Vaccines Geneva, 13 June 2013 http://www.who.int/vaccine_safety/committee/topics/hpv/130619HPV_VaccineGACVSstatement.pdf（平成28年６月23日アクセス）
22）フランス医薬品安全局による声明 http://ansm.sante.fr/S-informer/Actualite/Retour-d-information-sur-le-PRAC-Medicaments-utilises-dans-le-double-blocage-du-systeme-renine-angiotensine-a-base-de-valproate-d-ambroxol-ou-de-bromhexine-de-codeine-chez-l-enfant-de-testosterone-vaccins-anti-HPV-Point-d-information（平成26年４月22日アクセス）
23）公益財団法人日本対がん協会．対がん協会報2014；606号：２．

24) Advisory Committee on Immunization Practices (ACIP). Recommendations on the use of quadrivalent human papillomavirus vaccine in males-advisory committee on immunization practices.
http://www.cdc.gov/mmwr/preview/mmwrhtml/mm6050a3.htm （平成28年6月23日アクセス）

25) ヒトパピローマウイルス（HPV）ワクチン接種の普及に関するステートメント．社団法人日本産科婦人科学会，社団法人日本小児科学会，特定非営利活動法人日本婦人科腫瘍学会　http://www.jsog.or.jp/statement/pdf/HPV_20091016.pdf （平成28年6月23日アクセス）

26) リボン・ムーブメント　女子大生・女子高生による子宮頸がん予防推進活動　神奈川県立高校へ出前授業に行ってきました！
http://ribbon-m.com/2010/newstopics/%E7%A5%9E%E5%A5%88%E5%B7%9D%E7%9C%8C%E7%AB%8B%E9%AB%98%E6%A0%A1%E3%81%B8%E5%87%BA%E5%89%8D%E6%8E%88%E6%A5%AD%E3%81%AB%E8%A1%8C%E3%81%A3%E3%81%A6%E3%81%8D%E3%81%BE%E3%81%97%E3%81%9F%EF%BC%81/ （平成28年6月23日アクセス）

27) 高等学校学習指導要領解説　保健体育編体育編　平成21年7月文部科学省
http://www.mext.go.jp/component/a_menu/education/micro_detail/__icsFiles/afieldfile/2011/01/19/1282000_7.pdf （平成28年6月23日アクセス）

28) Dempsey AF, Abraham LM, Dalton V. Understanding the reasons why mothers do or do not have their adolescent daughters vaccinated against human papillomavirus. Ann Epidemiol 2009; 19(8): 531-538.

29) Marlow LAV, Waller J, Wardle J. Trust and experience as predictors of HPV vaccine acceptance. Hum Vaccin 2007; 3 (5): 171-175.

30) Kester LM, Zimet D, Fortenberry J D, et.al. A national study of HPV vaccination of adolescent girls—rates, predictors, and reasons for non-vaccination. Matem Child Health J DOI 10. 1007/s10995-012-1066-z
Published online: 23 June 2012

31) Reiter PL, Brewer NT, Gottlieb SL, et al. Parents' health beliefs and HPV vaccination of their adolescent daughters. Soc Sci Med 2009; 69: 475-480.

32) Askelson NM, Campo S, Lowe J B, et al. Using the theory of planned behavior to predict mothers' intentions to vaccinate their daughters against HPV. J Sch Nurs 2010; 26(3): 194-202.

33) McRee AL, Reiter MP, Gottlieb SL, et al. Mother-daughter communication about HPVvaccine. J Adolesc Health 2011; 48: 314-317.
34) Hopfer S, Clippard JR. College women's HPV vaccine decision narratives. Qual Health Research 2011; 21(2): 262-277.
35) Williams K, Forster A, Marlow L, et al. Attitudes towards human papillomavirus vaccination: a qualitative study of vaccinated and unvaccinated girls aged 17-18 years. J Fam Plann Reprod Health Care 2011; 37: 22-25.
36) Caskey R, Lindau ST, Alexander GC. Knowledge and early adoption of thr HPV vaccine among girls and young women- results of a national survey. Jounal of Adolescent Health 2009; 45: 453-462.
37) Tiro JA, Tsui J, Bauer HM, et al. Human papillomavirus vaccine use among adolescent girls and young adult women—: an analysis of the 2009 California health interview survey 2012; 21(6): 656-665.
38) Tiro JA, Pruitt SL, Bruce CM et. al. Multilevel correlates for human papillomavirus vaccination of adolescent girls ate ding safety net clinics. Vaccine 2012; 30: 2368-2375.
39) Palli SR, Mehta S, Aparasu RR. Prevalence and predictors of human papillomavirus vaccination in adolescent girls. Jounal of the American Pharmacists Association 2012; 52(1): 52-58.
40) Liddon NC, Hood JE, Leichliter JS. Intent to receive HPV vaccine and reasons for not vaccinating among unvaccinated adolescent and young women-: Finding from the 2006-2008 National Survey of Family Growth. Vaccine 2012; 30: 2676-2682.
41) Ogilvie G, Anderson M, Marra F, et al. A population-based evaluation of a publicly funded, school-based HPV vaccine program in British Columbia, Canada -parental factors associated with HPVvaccine receipt. PLOS Medicine 2010; 7(5): e1000270 http://www.plosmedicine.org/article/fetchObject.action?uri=info%3Adoi%2F10.1371%2Fjournal.pmed.1000270&representation=PDF （平成28年6月23日アクセス）
42) Giuseppe GD, Abbate R, Liguori G, et al. Human papillomavirus and vaccination: knowledge, attitudes, and behavioural intention in adolescents and young women in Italy. Br J Cancer 2008; 99: 225-229.
43) Mortensen GL. Drivers and barriers to acceptance of human-papillomavirus

vaccination among young women—a qualitative and quantitative study. BMC Public Health 2010; 10: 68　http://www.biomedcentral.com/1471-2458/10/68 オープンアクセス（平成28年 6 月23日アクセス）

44）Dillard JP, Spear ME. Knowledge of human papillomavirus and perceived barriers to vaccination in a sample of US female college students. J Am Coll Health 2010; 59(3): 186-190.

45）Bennett KK, Buchanan JA, Adam AD. Social-cognitive predictors of intention to vaccinate against the human papillomavirus in college-age women. J Soc Psychol 2012; 152(4): 480-492.

46）Gerend MA, Shepherd JE. Predicting human papillomavirus vaccine uptake in young adult women: —comparing the health belief model and theory of planned behavior. Ann Behav Med2012; 44(2): 171-180.

47）Krawczyk AL, Perez S, Lau E, et al. Human papillomavirus vaccination intentions and uptake in college women. Heath Psychol 2012; 31(5): 685-693.

48）滝川稚也．教職員に対する子宮頸がん予防ワクチンの意識調査の検討．現代産婦人科2009；58(2)：239-243.

49）松本明美，中塚幹也．性教育セミナー参加者の子宮頸がん，HPV に関する知識と HPV ワクチン接種への認識．思春期学2012；30(1)：143-154.

50）岩谷澄香，炭原加代，柳澤奈美，他．子宮頸がん予防行動に関する研究—保育所の乳幼児の母親および保育所職員対象—．母性衛生2012；52(4)：500-507.

51）石野晶子，加藤英世，松田博雄．医師の HPV ワクチン接種に関する認識と HPV ワクチン接種の現状. 保健の科学2012；54(8)：569-573.

52）石野晶子，加藤英世，松田博雄．養護教諭の HPV ワクチン接種に関する認識と健康教育に関する研究. 保健の科学2012；54(12)：849-854.

53）服鳥景子，小田彩香，山本智恵，他．女子中学生の HPV 感染予防ワクチン接種経験とその要因に関する研究．厚生の指標2014；61(1)：26-32.

54）小林由美，早乙女歩，田村智美，他．HPV ワクチン接種の推奨年齢の子を持つ親の意識調査．母性衛生2010；51(3)：203.

55）大見広規，石川弘枝，高橋奈緒子，他．大学生のヒトパピローマウイルスと子宮頸がん予防ワクチンについての認知度と態度．CAMPUS HEALTH 2011；48(2)：163-168.

56）野口真由，杉浦絹子．看護系大学の女子大学生がもつ子宮頸がん予防に関する知識と意識の現状．三重看護学誌2011；13：131-139.

57）和泉美枝，眞鍋えみ子，吉岡友香子．女子大学生の子宮頸がん検診受診とHPVワクチン接種行動の関連要因に関する研究．母性衛生2013；54(1)：120-129.
58）海老原直子，小牧宏一，吉田由紀．子宮頸がん検査およびHPV予防ワクチン接種に対する大学生の意識．埼玉県立大学紀要2011；13：57-65.
59）文部科学省国立教育政策研究所生徒指導研究センター．キャリア発達にかかわる諸能力の育成に関する調査研究報告書．2011年3月 http://www.nier.go.jp/shido/centerhp/）：(22career_shiryou/pdf/career_hattatsu_all.pdf （平成25年6月10日アクセス）
60）Roberson, AJ. Adolescent Informed Consent: Ethics, Law, and Theory to guide policy and nursing research. J Nurs Law 2007; 11(4): 191-196.
61）National Cancer Institute. Theory at a Glance: A Guide for Health Promotion Practice. NIH Publication. 2005: 13-14.

注1） 本著では意思決定を用いるが，文献27）保健体育学習指導要領には意志決定の用語を用いているため，ここでは意志決定とした。

第一章　女子高校生における子宮頸がん予防ワクチン接種プロセスに関する質的研究

第1節　本研究の目的

日本国内において子宮頸がん予防ワクチンに関する，女子高校生を対象にした調査研究は見あたらない。小児期でも成人期でもない，自律・自立に向かう時期である高校期にある人のワクチン接種行動に関わる要因は何か，またその要因はワクチン接種行動にどのように影響しているのか，つまり，ワクチンの接種に関わる要因や接種のプロセスに関する知見はほとんど報告されていない。そこで，まずは質的研究を計画した。つまり，本研究の質的研究は，量的研究の前段の研究としての位置付けである。女子高校生の子宮頸がん予防ワクチン接種行動には，どのような要因が関わりどのようなプロセスであるのか，最終的に，量的研究による仮説検証のためには質的研究を行うことにより，要因が何かを探索しプロセスを仮説として生成する必要がある。

海外での質的研究には，Hopferら[1)]が大学生を対象に行った研究とWilliamsら[2)]の17～18歳を対象とした研究がある。まず，Hopferら[1)]は米国の女子大生36名のインタビューをもとに，HPVワクチンの意思決定についての語りをコードに分類した。ワクチン接種受入れの語りとしては，「支持的な家族のメッセージ」「医療者の明確な説明」「標準的な行動であるという仲間からの表現」「がんやHPVに効くワクチンの利益」の4つのコードを報告している。逆にワクチン接種に抵抗する語りでは，「ワクチンの安全性の疑い」「代替的な方法の希望」「HPVのスティグマ」「自己効力では打ち勝てない障壁（費用や時間，親に打ち明ける恐怖）」「その方法は遅すぎること」の5つのコードを報告している。次に，Williamsら[2)]は英国のワクチン接種を受けた5名と受けていない5名にインタビューを行った。HPVと子宮頸がんの知識，HPVワクチン接種への態度の2つに焦点をあてて分析した結果，知識については，ほとんどの女子の知識が乏しく，情報を望んでいることが示された。また，ワクチン接種の態度に関連する要因として，「仲間の意見」「意見を聞きよく検討すること」「実現性の要因（practical issues）」「性行動との関連」「ワクチンの効果と安全性」の5つが見出されたとしている。

本研究の質的研究の手法として，修正版グラウンデッド・セオリー・アプローチ（以下M-GTA）を採用することとした。M-GTAは，オリジナル版グラウンデッド・セオリー・アプローチの基本特性である，理論生成への志向性，grounded-on-dataの原則，経験的実証性，応用が検証の立場を継承しつつ，コーディングへ方法の明確化，意味の深い解釈，独自の認識論（インターラクティブ性）の課題を克服した方法である[3)]。グラウンデッド・セオリーとは，継続的比較分析法による質的研究で生成された理論であり，データに密着した分析から独自の概念をつくり，統合的に構成された説明図が分析結果として提示される。そして，社会的相互作用に関係し，人間行動の予測と説明が可能であるとされている[4)]。そこで，M-GTA法により，女子高校生のワクチン接種行動を予測し説明する説明図の作成を試みた。

つまり，本研究では，質的データの分析により，まずワクチン接種行動に関わる要因（概念）を包括的に明らかにし，ワクチン接種という現象を動態的に理解するために，生成した概念を相互に関連づけてワクチン接種行動のプロセスを描き，説明を行うことである。

第2節　研究の方法

1．対象者と手続き

神奈川県内の公立高校4校において，自発的な研究参加の意思がある女子生徒を募集した。募集方法は，各校の養護教諭に研究の趣旨を説明し，養護教諭から研究の趣旨が十分理解でき自由意思による参加が可能な女子生徒を各校数名紹介してもらった。募集に当たり，質的研究におけるサンプリングの方法である Maximum Variation Sampling[5)]の考え方に基づき，HPV ワクチンの接種，非接種を含めできるだけ多様な女子高校生をカバーできるよう異なったタイプの学校を選び，養護教諭に依頼した。選定した高校には，進学校1校と工業高校1校を含み，4校すべては全日制の高校であった。

参加の意思を表明した生徒の保護者に対しては，研究の目的や方法を文書により説明し，承諾書への署名により同意を得た。当初募集により得られた対象者は1年生4名，2年生8名，3年生12名の合計24名であった。分析開始後，3年生の接種者が含まれていないことが明らかになり，さらに3年生の接種者を再募集し，3年生2名を追加した。したがって，合計26名を対象とした。対象者のなかで，1回以上接種していた生徒は9名，一度も接種していない生徒は17名であった。

ワクチン接種を受けた経緯と受けない理由や受けるために必要な要因を含めて分析するために，接種と非接種の生徒全てを対象とした。子宮頸がん予防ワクチンについて全く聞いたことがない生徒（2名）も，対象者の多様性の一端を示すと考え，分析の対象とした（表1-1）。

2．調査方法

生徒の都合のつく日時に，校内の相談室などプライバシーの守れる個室に

表1-1　対象者一覧

番号	学校	学年	年齢	接種回数	番号	学校	学年	年齢	接種回数
1	A校	3年	17歳	0	14	C校	2年	16歳	2
2	A校	2年	17歳	2	15	C校	3年	17歳	0
3	A校	2年	16歳	3	16	C校	3年	18歳	0
4	A校	2年	16歳	0	17	C校	1年	16歳	0
5	A校	2年	16歳	2	18	C校	1年	15歳	0
6	A校	3年	18歳	0	19	C校	2年	16歳	3
7	A校	3年	18歳	0	20	D校	3年	18歳	0
8	B校	1年	15歳	0	21	D校	3年	18歳	0
9	B校	1年	15歳	0	22	D校	3年	18歳	0
10	B校	2年	16歳	2	23	D校	3年	17歳	3
11	B校	2年	17歳	0	24	D校	3年	17歳	0
12	B校	3年	17歳	0	25	C校	3年	18歳	3
13	B校	3年	17歳	0	26	C校	3年	18歳	2

て，１人ずつ半構造化面接を実施した。半構造化面接では，①子宮頸がんの知識と解釈，②子宮頸がん予防ワクチン接種に対する価値観と態度，③ワクチン接種について経験した親とのやりとりを中心に尋ねた。子宮頸がんについて全く知らない，初めて聞いたという生徒には面接者が説明を加えながら，ワクチン接種についての価値観や態度を尋ねた。インタビュー時間は約15分～35分，平均時間は26分45秒（SD 5 分20秒）であった。なお，本調査は，2011年（平成23年）９月～11月に実施した。

３．分析方法

まず，録音データから逐語録を作成した。そして，分析テーマを「女子高校生が HPV ワクチン接種を受けるまでのプロセス」と「ワクチン接種プロセスに影響する要因」と設定し，逐語録から概念を生成していった。概念の生成は，分析ワークシートを用いて行った。M-GTAでは，分析ワークシートと呼ぶ書式を使って基礎的分析作業である，データからの概念生成を行う。分析ワークシートの例を図1-1に示した。注目したヴァリエーションをワークシートのヴァリエーションの例に書き込み，概念名と定義を記入する。こ

概念名	友達の接種経験からの影響
定義	友達がワクチン接種をしたのでしないといけない，友達もしていないのでしなくてよいという判断など，友達の接種状況が自分の意思に影響を与えている。
ヴァリエーション	・打った方がいいって言う人の方が多いし，先輩方も打っているっていうのもあるし。打つって言う人の方が多いし，打たないって聞いたのは，お母さんがナースの子だけで……みんな打つって言っているので打った方がいいのかなって。（H） ・でも，友達が言ってたりしたら，行くの？って聞いていたかもしれない。みんなしなきゃいけないものだと思っているから。（J） ・とりあえず，周りがみんな打っていて，このままじゃ駄目だなって，危機感じゃないけれど，周りが話しているし，周りはもちろん高2だし，母の周りの娘も高2の人が多いから……やらなきゃって言って忘れそうになって1人だけしていなければ，ああやらなきゃいけないんだって思う。（K） ・なんか，周りの人が打っているっていうことは，その人たちはならない。もし，私がなっちゃったら，みんなのように打ってなかったからかなって思うかな。（P） ・あんまり，正直“がん”てピンとこないんですよね。あまり聞かないし，普通にすごしていてならないんだったら打たなくてもならないんだったら，そんなにお金かけて打つなんて別になあ……友達も子宮頸がんの注射は別に受ける感じじゃなかったので……（R） ――略――
理論的メモ	・ワクチンを打ったとかまだとかいう話と，病気の話を含んでいる。 下線は友達が情報源となっている。この部分を情報源の概念とするかどうか検討する必要あり。 ・身近な人の接種の概念と似ている。しかし，そちらには家族も含まれるので独立させておくか？ ・打つという決断に，友達で打っている人が多いというのが理由になったらしい。（公費負担の学年） ・友達がしていることが，自分がしなければいけないという理由づけになるらしい。概念名を検討か？ ・友達から聞く情報に注目するのか，それとも友達が接種した・しないということに注目するのかで，概念を分けた。 友達の情報が自分の考えに影響するものをこの概念とする。

図1-1　分析シートの例

の概念に該当するヴァリエーションをさらに追加していき，その過程で概念名や定義が修正されていく。また，解釈についてさらに検討する必要がある場合，分析の方向性の検討のために，理論的メモ欄には疑問やアイディアを書き込む。このような書式で1つの概念に対して1つのワークシートが立ち上げることになる。そして，1人目の分析が終わると同じ方式で2人目のデータを分析し，分析ワークシートを継続していくという方法で分析を行った[6)]。対象者一人ずつ順々にデータを取り上げ，各データから新しい概念を生成し加えていった。その結果，26人目のデータの分析では新たな概念を見出せず，データが飽和したと見なした。

その後，生成された概念間の関係性を継続的比較分析により1つずつ検討し類似性に沿って，複数の概念との関係で構成されるサブカテゴリー，さらにサブカテゴリー同士の関係からなるカテゴリーへと抽象度を上げてまとめあげていった。最終的に生成したカテゴリーを用いて，子宮頸がん予防ワクチン接種のプロセスを図式化，文章化しストーリーラインにまとめ，説明した。概念の生成には指導教員のスーパーバイズを受けながら，分析シートを基に分析結果の検証を繰り返した。

なお，生成されたカテゴリーは〈　〉，サブカテゴリー《　》，概念は“　”，ヴァリエーションは『　』で示すこととする。また，必要に応じて補足説明を（　）で記した。

4．倫理的配慮

本研究は，所属する大学の研究倫理審査委員会の審査により承認を受けて行った。対象者の募集では養護教諭の協力を得る際，養護教諭からの強い働きかけによらず，本人の自発的な関心と意思による参加が可能な女子生徒の紹介を依頼した。また，対象者は未成年であるため，予め保護者の承諾を得た。面接の際には，話した内容は口外せず，研究以外には使用しないこと，匿名性を確保することを説明し，インタビューの中断も可能であることを約

束して開始した。(承認年月日：平成23年7月29日東学芸教研第211号)

第3節　結果

得られた質的データを分析した結果，38の概念，8のカテゴリーを生成した。8つのカテゴリーは，〈子宮頸がんや予防ワクチンに関する知識や情報〉〈子宮頸がんに対する認識〉〈友達からの影響の受けやすさ〉〈異性との交際や性行動〉〈ワクチン接種に対する自分の気持ち〉〈ワクチン接種に影響する家族要因〉〈ワクチン接種のバリアとなる要因〉〈接種行動につながる調整力〉であった。これらの8カテゴリーを用いてワクチン接種につながる要因，妨げる要因を分類しながら，「女子高校生がHPVワクチン接種を受けるまでのプロセス」を図に表し，ストーリーラインを記述した(表1-2)(図1-2)。

1．各カテゴリー

ワクチン接種のプロセスを構成する8つのカテゴリーの具体的内容は，次のとおりである。なお，カテゴリーは〈　〉，サブカテゴリーは《　》，概念は“　”，ヴァリエーションは『　』で示し，著者によるヴァリエーションの補足を(　)で記述した。

1)〈子宮頸がんや予防ワクチンに関する知識や情報〉カテゴリー

このカテゴリーは，女子高校生の持っている子宮頸がん・ワクチンについての知識や情報を示すカテゴリーであり，“子宮頸がん・ワクチンについての知識の希求”“子宮頸がんの知識と理解”“知識がないままのワクチン接種”“子宮頸がんや予防ワクチンの情報源と情報を得る行動”“友達から得た情報”の5つの概念で構成された。

“子宮頸がん・ワクチンについての知識の希求”には，『自分でもそういう知識がなくて，まわりからもあまり聞かないので，もっと知りたいと思いま

表1-2　カテゴリーと概念

<table>
<tr><th colspan="2">カテゴリー
（サブカテゴリー）</th><th>概念名</th></tr>
<tr><td colspan="2" rowspan="5">子宮頸がんや予防ワクチンに関する知識や情報</td><td>子宮頸がん・ワクチンについての知識の希求</td></tr>
<tr><td>子宮頸がんの知識と理解</td></tr>
<tr><td>知識がないままのワクチン接種</td></tr>
<tr><td>子宮頸がんや予防ワクチンの情報源と情報を得る行動</td></tr>
<tr><td>友達から得た情報</td></tr>
<tr><td colspan="2" rowspan="4">子宮頸がんに対する認識</td><td>病気予防への積極性</td></tr>
<tr><td>子宮頸がんの脅威</td></tr>
<tr><td>子宮頸がんに罹患する可能性の認識</td></tr>
<tr><td>身近な人の病気体験</td></tr>
<tr><td colspan="2" rowspan="2">友達からの影響の受けやすさ</td><td>友達の接種状況からの影響</td></tr>
<tr><td>友達に影響されない自分</td></tr>
<tr><td colspan="2" rowspan="3">異性との交際や性行動</td><td>性交渉が感染の原因なのでワクチン接種を早くするべき</td></tr>
<tr><td>性交渉が感染の原因なので自分には無関係</td></tr>
<tr><td>性行動の気がかり</td></tr>
<tr><td rowspan="8">ワクチン接種に対する自分の気持ち</td><td rowspan="4">（ワクチン接種を受けたい）</td><td>ワクチンの重要性の認識</td></tr>
<tr><td>ワクチン接種の希望</td></tr>
<tr><td>ワクチン接種の肯定感</td></tr>
<tr><td>ワクチン接種をしないことの不安</td></tr>
<tr><td rowspan="4">（ワクチン接種への揺れ）</td><td>接種に対する迷い</td></tr>
<tr><td>ワクチン接種の自信のなさ</td></tr>
<tr><td>ワクチン接種の煩わしさ</td></tr>
<tr><td>きっかけがあれば接種するだろう</td></tr>
<tr><td colspan="2" rowspan="4">ワクチン接種に影響する家族要因</td><td>母親のワクチン接種に関する知識と情報</td></tr>
<tr><td>ワクチン接種に対して肯定的な母親の態度</td></tr>
<tr><td>ワクチン接種に積極的でない母親の態度</td></tr>
<tr><td>母親の意見の影響力</td></tr>
</table>

	姉妹のワクチン接種の経験
	家庭でのがん検診や健康診断の話題
	親の健康や病気・医療に対する態度
ワクチン接種のバリアとなる要因	ワクチンの効果の確証のなさ
	ワクチンの副作用やリスクの認識
	ワクチン費用が高いことによる負担
	制度的な強制力の弱さ
	部活や受験勉強のために時間がない
接種行動につながる調整力	接種のための時間や場所などの調整
	ワクチン接種のための親の協力の要請
	母親との話し合いの必要性
	母親との話し合いの困難

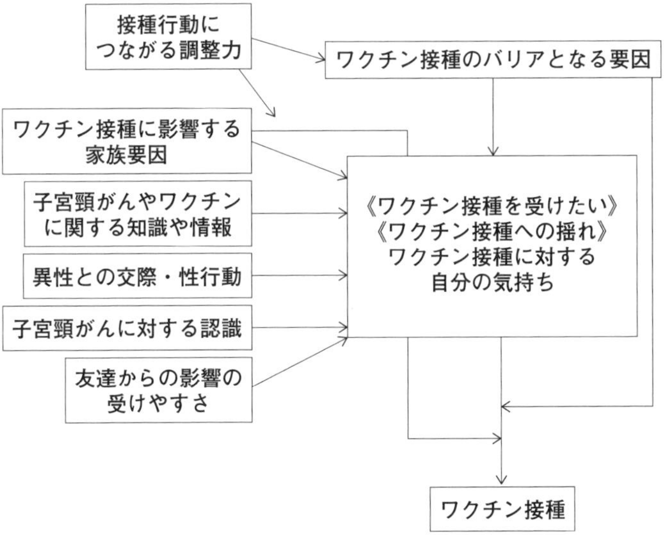

図1-2　女子高校生のワクチン接種行動のプロセス

した』などが，“子宮頸がんの知識と理解”には，『子宮の入り口にできるがん。なんか，調べたんです。調べたらそう書いてあったんです』などの具体的な知識の語りがあった。一方，“知識がないままのワクチン接種”には，『（説明は）あまりされなかったです。なんか，病気にならないように。だったような』などの接種を受けているにも関わらず何のワクチンなのかよくわからないといった語りがあった。“子宮頸がんや予防ワクチンの情報源と情報を得る行動”には，『携帯電話のトップ頁みたいな，検索できるところがあるんです。インターネットみたいな。そこで調べて』など情報収集の行動をとったという語り，“友達から得た情報”には『みんな２年生で，受けているからやる前にちょっとだけ話したんですよ。なんかこういう病気なんだって』などの語りが見られた。

2）〈子宮頸がんに対する認識〉カテゴリー

このカテゴリーは，子宮頸がんという病気の認識を示すカテゴリーであり，“病気予防への積極性”“子宮頸がんの脅威”“子宮頸がんに罹患する可能性の認識”“身近な人の病気体験”の４つの概念より構成された。

“病気予防への積極性”には，『やっぱり身体が健康じゃないと，何もできないし，そうなる可能性があって，予防できるのであればしたいと思いますけどね』『インフルエンザは受けたいって言って，自分で病院に連れて行ってもらった』などの語りが含まれた。“子宮頸がんの脅威”には，『なったら怖いな。これって死んじゃうとか。がんだから，子宮がんイコール死んじゃうみたいな……』などの死に結びつくがんの脅威と，『子宮なんかだったら，赤ちゃんもできないじゃないですか。それは自分の中ではいやだし』など生殖機能の喪失への脅威の語りが含まれた。“子宮頸がんに罹患する可能性の認識”には，『調べた時に，８割の女性がなるって書いてあったんです。だから，自分もなるかもしれないなあって』の語りと，反対に『（身内に）がんになった人がいないので，自分も大丈夫じゃないかって，そういう勝手な考えがあるんですけど。子宮頸がんも自分には縁がないんじゃないかなって思いますね』などの語りがみられた。また，“身近な人の病気体験”には，『お母さんのお母さん，子宮がんだった気がします』などの経験が語られていた。

3）〈友達からの影響の受けやすさ〉カテゴリー

このカテゴリーはワクチン接種に関して友達から受ける影響について示しており，“友達の接種状況からの影響”と“友達に影響されない自分”の２つの対極的な概念より構成された。

“友達の接種状況からの影響”には，『打つって言う人の方が多いし，打たないって聞いたのはお母さんがナースの子だけで。みんな打つっていっているので打った方がいいのかな』など友達の意見に左右されるという語りがみられた。一方，“友達に影響されない自分”には，『私は打った時にこれくらいだったら将来はって思ったんですけど，今みんなはどう思うかっていうと，料金の方が気になるんじゃないですか』などの語りがみられた。

4）〈異性との交際や性行動〉カテゴリー

このカテゴリーは異性との交際や，性行動との関係での接種への態度を示すカテゴリーであり，“性交渉が感染の原因なのでワクチン接種を早くするべき”“性交渉が感染の原因なので自分には無関係”“性行動の気がかり”の３つの概念より構成された。

“性交渉が感染の原因なのでワクチン接種を早くするべき”には，『性接触で感染するっていうのを親から聞いて，で，そのなんだろう，しちゃってからじゃ遅いって聞いて，じゃあする前にしなきゃなって思いました』が，一方，“性交渉が感染の原因なので自分には無関係”には，『性交でなるじゃないですか？そういうことにまだこの年であまり興味ないんですよ。だから大丈夫かな？しなくても大丈夫かな？って思っちゃいます』などの語りがあった。また，“性行動の気がかり”には，『そういう行為とかをする前とかにこういうこと怖いだろうなとか』など性行動のついての語りがみられた。

5)〈ワクチン接種に対する自分の気持ち〉カテゴリー

このカテゴリーは，《ワクチン接種を受けたい》《ワクチン接種への揺れ》の２つのサブカテゴリー，８つの概念から構成され，女子高校生のワクチン接種への意思を示した。《ワクチン接種を受けたい》には，“ワクチンの重要性の認識”“ワクチン接種の希望”“ワクチン接種の肯定感”“ワクチン接種をしないことの不安”の４つの概念が含まれ，《ワクチン接種への揺れ》には“ワクチン接種に対する迷い”“ワクチン接種の自信のなさ”“ワクチン接種の煩わしさ”“きっかけがあれば接種するだろう”といった，ワクチン接種に対する消極的な語りである４つの概念が含まれていた。

“ワクチンの重要性の認識”には，『なんか，受けないと，予防接種しないと，なってからじゃ遅いんで』などの語りがみられた。“ワクチン接種の希望”には『なってからああ打っておけば良かったってそんなこと今更思っても遅いしとか，なる可能性があるわけであって，みんな１人１人，それがわかっていれば，私は打ちたいと思います』などの語りが，“ワクチン接種の肯定感”には，『予防できるんだったら予防していた方がいいし，私たちの学年はたしか無料で３回受けることができるって聞いたので』などの語りが，“ワクチン接種をしないことの不安”には『打っとかないと，そのがんに罹ったらたいへんそうな感じがしちゃう』などの語りがみられた。

一方，《ワクチン接種への揺れ》を構成している“ワクチン接種に対する迷い”は，『受けたいけど，強制じゃないからいいかなっていうのもあるし，まあ受けた方がいいのかな？っていうあいまいな気持ち。だから受けた方がいいらしいよ。怖いけど。そこまで怖さは知らないし，強制でもないし，お金がないから……でも怖い』などの語りが，“ワクチン接種の自信のなさ”には，『受けられたら受けたいと思う。積極性はあるけれど，それを将来まで維持できるかわからないか，なんとも言えない』などの語りが，また，

“ワクチン接種の煩わしさ”には，『わざわざ行ってやるのは面倒くさいかな…そういう気持ち』などの語りがみられた。そして，“きっかけがあれば接種するだろう”は，『大学とかで勉強してなんかこういう危機感とかわかるようになったら，打ちに行くのかな』などの語りがみられた。

6）〈ワクチン接種に影響する家族要因〉カテゴリー

このカテゴリーは，ワクチン接種や健康全般に対する家族の態度や，接種行動への影響としての家族の要因を示しており，“母親のワクチン接種に関する知識と情報”“ワクチン接種に対して肯定的な母親の態度”“ワクチン接種に積極的でない母親の態度”“母親の意見の影響力”“姉妹のワクチン接種の経験”“家庭でのがん検診や健康診断の話題”“親の健康や病気・医療に対する態度”の７つの概念により構成された。

“母親のワクチン接種に関する知識と情報”は，『(母親が更年期でかかっているクリニックで) 最近こういうワクチンがあるよって，その先生から情報をもらったのかもしれないし，お友達のお母さんからかもしれないです』などの語りがみられた。“ワクチン接種に対して肯定的な母親の態度”には『(接種することに対して母親は) 大賛成っていうか，打ったほうがいいって言っていました』などの語りがあり，反対に，“ワクチン接種に積極的でない母親の態度”には，『お母さんは極度の面倒くさがりやで，病院に行くのが面倒くさいから，(打たなくて) いいよねって言うんです』や『高校生ではまだ，ワクチン自体もリスクがあるかもしれないので，高校生ではまだ早いんじゃない？って言っていましたけれど』などがあった。そして，“母親の意見の影響力”は，『お母さんがやったほうがいいんじゃないかって言ったら，あぁじゃあやろうかな？みたいな。やんなくていんじゃないって言われたらやらない』などの語りが含まれていた。また，“姉妹のワクチン接種の経験”には『(中学３年生の) 妹は打ってないですね。この前まで入院していたのでバタバタしていて……』などの語りがみられた。そして，“家庭でのがん検診や健康診断の話題”には，『ニュースとかで話題が上がったりするとそういう（がん検診や定期検診）話をする』などの語りが，“親の健康や病気・医療に対する態度”には『子宮頸がん以外でも，病気になるとすぐ病院に連れて行ってくれるとか，健康面では心配してくれる方なので，なんだろ，私に健康でいてほしいって……だから受けさせてくれたのかな？』などの語りがみられた。

7）〈ワクチン接種のバリアとなる要因〉カテゴリー

このカテゴリーは，ワクチン接種を妨げる要因を示しており，ワクチンそのものに関連した概念２つと社会的な要因の３つの概念より構成された。すなわち，“ワクチンの効果の確証のなさ”“ワクチンの副作用やリスクの認識”“ワクチン費用が高いことによる負担”“制度的な強制力の弱さ”“部活や受験勉強のために時間がない”の５つであった。

“ワクチンの効果の確証のなさ”には，『たしかに予防はできるかもしれないけれどワクチンを打ったからって必ずかからないというわけじゃないですか』などの語りが，“ワクチンの副作用やリスクの認識”には『そのワクチンはまだ開発されたばかりだから，わたしたちは試されている，実験台だからあなた受けない方がいいって言われた』などの語りがみられた。“ワクチン費用が高いことによる負担”には『高い。15,000円でしたっけ？　15,000円で３回受けなきゃいけないんでしたっけ？　たっかいですよね』などの語りが，“制度的な強制力の弱さ”には，『強制だったらやるじゃないですか？強制じゃないじゃないですか。なんか，後回しにして忘れちゃいそうな気がします』などの語りが，そして，“部活や受験勉強のために時間がない”には『意外と忙しい生活しているんで，行ってすぐに打てるようなものじゃないじゃないですか。時間かかるじゃないですか。今の生活していると時間の面で厳しいかも知れないですね。私は』などの語りがあった。

8）〈接種行動につながる調整力〉カテゴリー

このカテゴリーは，接種を妨げる要因に対して働き，接種を可能とするために，自ら努力や工夫をしたり，家族の力を引き出す力のことであり，“接種のための時間や場所などの調整”“ワクチン接種のための親の協力の要請”“母親との話し合いの必要性”“母親との話し合いの困難”の4つの概念により構成された。

“接種のための時間や場所などの調整”には，『(部活動が) 火曜日オフなんで，月曜日受けて（痛みが強いため，接種を受けた翌日が部活動が休みとなるように曜日を選択した)，で，1か月後に同じ注射，何回か受けなければいけないんで，その時に月曜日に受けられるようにしようかって』『どういう病院か調べる。友達に聞いたり，打った友達もいるので聞いたり』など具体的な方略についての語り，“ワクチン接種のための親の協力の要請”には『ちょうど（母親の仕事の）休みの土曜日に行ったか，お母さん仕事5時までなんでその後に……』などの語りがみられた。“母親と話し合うことの必要性”には『私の場合お金がかかるじゃないですか？　だから，それはやっぱり親と相談しないと，うち一人で決められることではないので，それはやっぱり親と相談して，そのお金を出すのは親なので，相談して……』などがあった。“母親との話し合いの困難”には，『話し合わなきゃ，とは思うんですけれど，すれ違いなんですよね。疲れて帰ってきて，ご飯サッと食べてお風呂入って寝るっていう感じなんで……朝も6時に起きて7時に出るって感じで……』といった時間的及び精神的な余裕のなさの問題，また『(性に関する話は) お母さんとはしたくない』など感染の原因が性交渉であるため，子宮頸がん予防ワクチン接種について自分から話をしにくいといった内容の語りがみられた。

2．接種プロセスのストーリーライン

「女子高校生がHPVワクチン接種を受けるまでのプロセス」として，ま

ず，女子高校生の〈ワクチン接種に対する自分の気持ち〉《ワクチン接種を受けたい》あるいは《ワクチン接種への揺れ》には，〈ワクチン接種に影響する家族要因〉〈子宮頸がんや予防ワクチンに関する知識や情報〉〈子宮頸がんに対する認識〉〈友達からの影響の受けやすさ〉〈異性との交際や性行動〉が影響する。しかし，女子高校生の〈ワクチン接種に対する自分の気持ち〉が，《ワクチン接種を受けたい》あるいは《ワクチン接種への揺れ》のいずれであっても，〈ワクチン接種に影響する家族要因〉である“母親の影響力”を強く受け，自らの意思とは別に母親の意思でワクチン接種を受ける場合がある。一方で，たとえ《ワクチン接種を受けたい》場合であっても，“ワクチン費用が高いことによる負担”“部活や受験勉強のために時間がない”などの〈ワクチン接種のバリアとなる要因〉，“ワクチン接種に積極的でない母親の態度”などの〈ワクチン接種に影響する家族要因〉のなかの一部の概念が障壁となり接種に至らない場合もある。その障壁を越えるのに，女子高校生の〈接種行動につながる調整力〉が大きく関わっていた。具体的には，“接種のための時間や場所などの調整”や“ワクチン接種のため親の協力の要請”をすること，また“母親との話し合いの必要性”を認識する行動などである。

また，接種に至るプロセスの障壁となる〈ワクチン接種に影響する家族要因〉のうちの“ワクチン接種に積極的でない母親の態度”，〈ワクチン接種のバリアとなる要因〉は，〈ワクチン接種に対する自分の気持ち〉にも影響する。すなわち，“ワクチン接種に対して肯定的な母親の態度”や“親の健康や病気・医療に対する態度”などは《ワクチン接種を受けたい》気持ちに影響し，“ワクチン接種に積極的でない母親の態度”“ワクチンの効果の確証のなさ”“ワクチンの副作用やリスクの認識”“ワクチン費用が高いことによる負担”“部活や受験勉強のために時間がない”という要因が，《ワクチン接種への揺れ》に影響していた。以上のようにプロセスを説明することができた(図1-2)。

第4節　考察

本研究では，女子高校生のインタビュー・データから生成された概念を継続的比較分析によりまとめ上げ，子宮頸がんとその予防ワクチンの接種行動に関する38の概念を生成した。さらに，それを8カテゴリーの要因に抽象化し，相互に関連づけてワクチン接種行動のプロセスを描き，説明を行った。ここでは生成した概念の適切さの評価とワクチン接種行動の理論化に焦点を当て考察を行う。

まず，本研究で見出したワクチン接種行動の要因を表す概念の適切さを評価するために，米国の先行研究と比較した。すると，本研究の結果は，〈接種行動につながる調整力〉を除き，Hopfer ら[1)]Williams ら[2)]の質的研究から見出された要因を表す概念と，比較的良く共通していた。たとえば，家族の支持や仲間のメッセージ，ワクチンの利益，安全性の疑い，費用や時間，親に打ち明ける恐怖などの要因は，本研究の“母親の意見の影響力”や“友達の接種状況からの影響”，さらに，“ワクチンの重要性の認識”“ワクチンの効果の確証のなさ”“ワクチンの副作用やリスクの認識”，そして，“ワクチン費用が高いことによる負担”“部活や受験勉強のために時間がない”“母親との話し合いの困難”などの概念と一致している。

さらに，HPV 感染は主に性的接触によることから，性的な行動や考え方も重要な影響要因である。本研究では，対象が女子高校生であるため，実際の性行動について具体的に語られることはなかったが，“性交渉が感染の原因なのでワクチン接種を早くするべき”と“性交渉が感染の原因なので自分には関係ないと思う”の対極する概念が生成された。また，“性行動の気がかり”という概念も見いだされた。米国の女子大生を対象にした先行研究[1)]では，性的活動はしないので必要ない，セックスパートナーが一人なので必要ない，性的な活動をすでにしているのでワクチン接種は遅い，などの項目とワクチンを受けない意思との関連が報告されている。よって，本対象者の性行動や性意識の要因は，米国の女子大生の研究と同様に，ワクチン接種の必要性の認識と関連があると推測される。このように本研究で見いだした10代後半の女子における HPV ワクチン接種の要因は，米国の先行研究ともよく共通しており，包括的に見いだせたと評価できよう。

同時に，〈接種行動につながる調整力〉という自律的な意思決定に関わる要因は米国の先行研究[1, 2]では指摘されていないことが確認できた。

次に，本研究で描いたワクチン接種行動を理論化する際に HBM との関連性を検討した。本研究では，HBM の構成概念に当たる要因が多く抽出されたが，実際に HBM はワクチン接種行動の予測に使われている[7〜9]。HBM とは，「病気の重大性の知覚」「病気の罹患性の知覚」「保健行動をとることの利益」と「行動に対する障壁」の知覚，「行動のきっかけ」などから予防行動を予測するモデルであり，修飾要因として個人特性や，知識，社会経済的要因が「病気の重大性の知覚」「病気の罹患性の知覚」「保健行動をとることの利益」と「行動に対する障壁」の知覚に影響しているとされている[10]。なお，「病気の重大性の知覚」と「病気の罹患性の知覚」を合わせて「病気の脅威の自覚」とする場合もある[11]。そこで，「病気の重大性の知覚」と「病気の罹患性の知覚」を合わせて病気の脅威，「保健行動をとることの利益」と「行動に対する障壁」の知覚をベネフィット・バリアの認識とし，図1-3のようにまとめた。

本研究で見いだされたカテゴリーと概念をヘルス・ビリーフモデルと照らしてみると，図1-4のようになり，〈子宮頸がんやワクチンに関する知識や情報〉〈ワクチン接種に影響する家族要因〉〈異性との交際や性行動〉は修飾要因に当たり，ベネフィット・バリアの認識の一側面であるベネフィットの認識には，“ワクチン接種の希望”“ワクチン接種の肯定感”そして“ワクチン接種をしないことの不安”で構成される《ワクチン接種を受けたい》が当たる。そして，“子宮頸がんに罹患する可能性の認識”や“子宮頸がんの脅威”

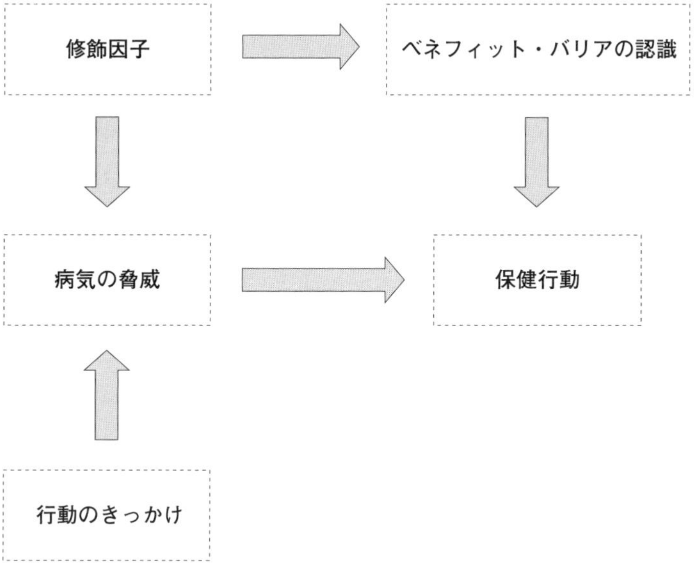

図1-3　ヘルス・ビリーフモデル（HBM：Health Belief Model）

から構成される〈子宮頸がんに対する認識〉は HBM の病気の脅威にあたると解釈できる。さらに，“ワクチン費用が高いことによる負担”“部活や受験勉強のために時間がない”などで構成される〈ワクチン接種のバリアとなる要因〉のはのベネフィット・バリアの認識の「行動に対する障壁の知覚」に該当すると解釈できる。以上より，本研究で生成されたワクチン接種の要因の多くは HBM の主要素とよく一致しており，接種行動の理論的予測モデルとして HBM は有望と思われる。しかし，高校生のとっての〈ワクチン接種に影響する家族要因〉は，ワクチン接種の意思への影響としても重要であると同時に，一方では“ワクチン接種に積極的でない母親の態度”“母親の意見の影響力”といったバリアとしての要因でもある。次に〈ワクチン接種に対する自分の気持ち〉から実際のワクチン接種に至るまでには，バリアとなっている要因への対処が必要となり，その対処の一つが〈接種行動につながる調整力〉であると解釈できる。この〈接種行動につながる調整力〉は，オ

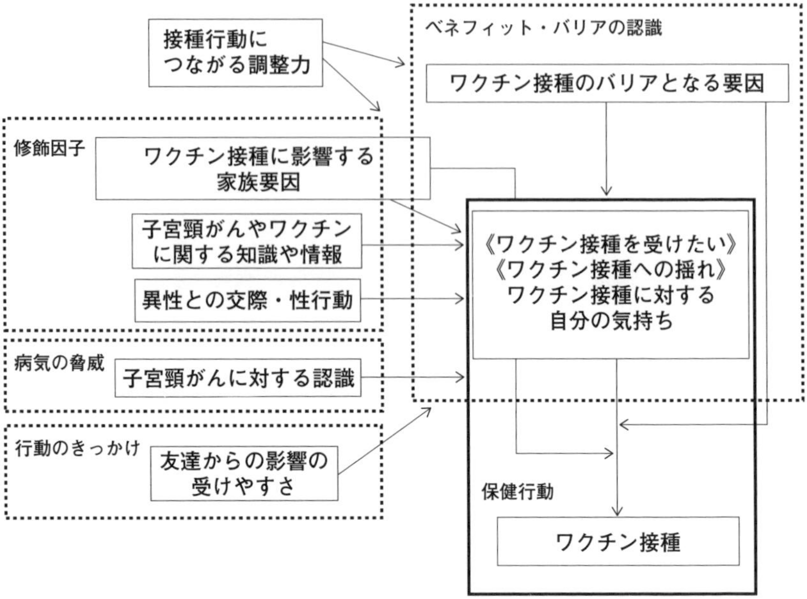

図1-4　女子高校生のワクチン接種行動のプロセスと HBM

リジナル HBM にはみられない要因であり，高校生のワクチン接種プロセスの説明に特徴的な要因であると思われる。また，本研究で見いだされた〈ワクチン接種に対する自分の気持ち〉はベネフィット・バリアの認識だけでなく，とその行動への意思も含んでおり，保健行動モデルにおけるアウトカムとしても位置づけられる。

第 5 節　本研究のまとめ

本研究から，女子高校生を対象に HBM の適用を考える際，発達課題や社会状況を踏まえ，彼女ら自身と保護者のワクチン接種の判断に関わる要因として考慮すべき 2 要因を指摘できる。1 つは，〈ワクチン接種に影響する家族要因〉である。“母親のワクチン接種に関する知識と情報”“ワクチン接種に対して肯定的な母親の態度”などは，修飾要因となって女子高校生のワクチン接種への態度に影響を与えていると解釈できる。しかも，『お母さんがやったほうがいいんじゃないかって言ったら，ああじゃあやろうかな？　みたいな。やんなくていいんじゃないって言われたらやらない』に代表されるように“母親の意見の影響力”は促進的にも，抑制的にも「予防的行動を取る可能性」に直接影響する要因と考えられた。したがって，〈ワクチン接種に影響する家族要因〉は，自律・自立途上の思春期の保健行動に特徴的で大きな影響力を持つ複合的要因だと指摘できる。

２つ目は，女子高校生の自律的な意思決定に関わる要因である。すなわち〈接種行動につながる調整力〉であり，“ワクチン接種のための親の協力の要請”や“接種のための時間や場所などの調整”といったワクチン接種のために自分自身の努力や工夫する力を示す概念である。女子高校生は，自分自身がワクチン接種を希望しても，母親と意見が食い違い賛同を得られない場合には，母親を説得しようと試みる生徒から，母親の意見に従う生徒まで幅広い。その対処の違いは，〈接種行動につながる調整力〉の違いにあると考えられた。このような問題解決に向けた調整力は，発達途上の女子高校生にとり重要な育ちつつある能力であり，HBM に組み込まれていない特性だといえる。この調整力は，思春期の保健行動の理論化をする上で，オリジナルな要因であることが示唆された。

我が国では，2013年（平成25年）４月より子宮頸がん予防ワクチンが定期予防接種に加えられた[12)]が，同年６月には当該ワクチンの積極的な推奨を控えるという勧告がなされた[13)]。本研究は，定期予防接種に加えられる以前の，子宮頸がん等予防接種緊急促進事業[14)]が実施されていた時期の研究である。

本研究の対象者には，無関心，あるいは消極的な態度の生徒はみられたが，ワクチン接種に拒否的な態度の生徒はみられなかった。これは，一部の地域の公立高校の生徒のみを対象にした調査であることや，多様な対象者の募集を意図したにもかかわらず，養護教諭を介して，本研究への自発的な参加意思により対象者の募集を行ったことの影響が考えられ，本研究の限界である。さらに，性交の有無を直接尋ねていない点も，高校生を対象としたインタビューによる調査研究の限界としてあげられる。

本研究の結果をふまえ，健康教育上の課題として次の点があげられる。まず，女子高校生のワクチン接種には保護者の賛同や承諾が必要であるため，女子高校生，保護者がともに，正しく情報をキャッチし，ワクチン接種の効果や副反応，予防接種健康被害救済制度[15]などの知識・情報を得ることは重要である。その上で，いかに女子高校生のインフォームドコンセントの権利を保障し，接種の意思決定を行うかが重要だと考えられる。それを可能にするには，錯綜する多くの情報の中で信頼できる健康情報にアクセスし，その情報を吟味して理解できる力であるヘルスリテラシーを，女子高校生と保護者共に向上させる取り組みが健康教育に求められている。また，HPV 感染の原因は性行動であるため，学校における性教育では，性行動を HPV 感染と関連づけて取り扱うことも必要になってくるであろう。

今後の研究課題は，女子高校生に特徴的な〈ワクチン接種に影響する家族要因〉と〈接種行動につながる調整力〉にあたる要因を加え，思春期用に修正したHBMに基づく実証研究を行うことである。

第一章文献

1） Hopfer S, Clippard JR. College women's HPV vaccine decision narratives. Qual Health Research 2011; 21(2): 262-277.

2） Williams K, Forster A, Marlow L, et al. Attitudes towards human papillomavirus vaccination: a qualitative study of vaccinated and unvaccinated girls aged 17-18 years. J Fam Plann Reprod Health Care 2011; 37: 22-25.

3）木下康仁．ライブ講義 M-GTA 実践的質的研究法　修正版グラウンデッド・セオリー・アプローチのすべて．弘文堂；2007．15-34.

4）木下康二．修正版グラウンデッド・セオリー・アプローチ（M-GTA）の分析技法．富山大学看護学会誌2007；6(2)：1-10.

5）Michael QP. Qualitative Evaluation and Research Methods 2nd Ed. Newbury: Sage Publication; 1990. 169-183.
6）前掲3）185-208.
7）Bennett KK, Buchanan JA, Adam AD. Social-cognitive predictors of intention to vaccinate against the human papillomavirus in college-age women. J Soc Psychol 2012; 152(4): 480-492.
8）Gerend MA, Shepherd JE. Predicting human papillomavirus vaccine uptake in young adult women: ―comparing the health belief model and theory of planned behavior. Ann Behav Med 2012; 44(2): 171-180.
9）Krawczyk AL, Perez S, Lau E, et al. Human papillomavirus vaccination intentions and uptake in college women. Heath Psychol 2012; 31(5): 685-693.
10）National Cancer Institute. Theory at a Glance: A Guide for Health Promotion Practice. NIH Publication; 2005. 13-14.
11）土井由利子．日本における行動科学研究－理論から実践へ．J Natl Inst Public Health 2009; 58(1): 2-10.
12）予防接種法の一部を改正する法律の施行等について　平成25年3月30日 http://www.mhlw.go.jp/topics/bcg/tp250330-2.html （平成28年6月23日アクセス）
13）ヒトパピローマウイルス感染症の定期接種の対応について（勧告）平成25年6月14日　http://www.mhlw.go.jp/bunya/kenkou/kekkaku-kansenshou28/pdf/kankoku_h25_6_01.pdf （平成28年6月23日アクセス）
14）子宮頸がん等ワクチン接種緊急促進事業の実施について平成22年11月26日 http://www.mhlw.go.jp/bunya/kenkou/other/dl/101209i.pdf （平成28年6月23日アクセス）
15）予防接種健康被害救済制度厚生労働省
http://www.mhlw.go.jp/bunya/kenkou/kekkaku-kansenshou20/kenkouhigai_kyusai/index.html （平成28年6月23日アクセス）

第二章　女子高校生における子宮頸がん予防ワクチン接種の実態と尺度開発

質的研究では，女子高校生の子宮頸がん予防ワクチン接種プロセスを説明するのに，HBM の要素が多く含まれており，保健行動の説明には HBM が活用できることが示唆された。そして，主に成人を対象としている HBM の要因には含まれない，障壁を乗り越えるための〈接種につながる調整力〉という高校生に特徴的な要因が見いだされた。質的研究の結果をもとに，女子高校生の子宮頸がん予防ワクチン接種に関する実態を明らかにするための質問紙を作成し，調査を実施した。第二章以降は，質的研究の結果で構築された概念枠組みの実証研究の結果である。

まず，ワクチン接種や知識，情報源などの実態を明らかにし，さらにワクチン接種に対する態度の尺度開発を行った。そして，ワクチン接種に影響する背景要因と開発した態度因子を用いて接種行動と接種意向を説明するモデルを作成し検証を行った。つまり，実際の接種状況を説明するモデルと，調査時点で接種を受けていない生徒の今後の接種の意向を説明するモデルの２つについて検討した。

第１節　調査の概要

１．調査期間

2012年（平成24年）１～３月であった。つまり平成23年度の終盤であり，この年度はほとんどの自治体が子宮頸がん等ワクチン接種緊急促進事業の対象を高校１～２年生としていた年度である。

2．調査の手続きと方法

調査の目的や方法について校長および養護教諭に対して説明し，11校の協力校を得ることができた。全学年調査が困難な場合は，可能な学年のみ調査を依頼した。保護者に対する説明の是非やその方法，また調査票の配布および回収の方法は当該校に一任した。調査日程に合わせて調査票を送り調査終了後に回収に出向いた。なお，各学校の養護教諭に調査票受け渡しの窓口となっていただけるよう依頼した。

3．対象

対象は，神奈川県内の11の公立高校（全日制）の女子生徒であった。表2-1に学校別学年別の回収率を示した。1年生966名，2年生914名，3年生742名，学年不明者20名の合計2,642名から回収された。

4．調査内容

ワクチン接種状況，ワクチン接種の背景，ワクチン接種についての意向，子宮頸がんに関する知識，情報源，態度，基本的属性，家族状況などであった。作成した調査票は，都立高校の2～3年生女子10名を対象にプレテストを実施し，高校生が回答可能なようにワーディングを調整した（資料1）。

5．分析方法

ワクチン接種状況の実態や背景要因などは学年ごと，あるいは接種状況ごとに記述統計をとり，欠損値は分析ごとに除外した。

また，情報源と知識の各項目の回答の接種群，非接種群の違いをχ二乗検定により検討した。なお，統計ソフトは，SPSS 19を使用した。

表2-1　学校学年別回収率　上段：配布数　下段：回収数

高校名	1年	2年	3年	学校合計	回収率（%）
A	81 79	83 75	76 73	240 227	94.6
B	175 158	160 140	152 140	487 438	89.9
C	150 115	177 167	168 87	495 369	74.5
D	39 34	30 27	30 24	99 85	85.9
E	154 151	165 162	172 164	491 477	97.1
F	141 81	150 89	0 0	291 170	58.4
G	126 121	116 39	116 97	358 257	71.8
H	171 66	187 49	144 27	502 142	28.3
I	146 113	146 89	138 130	430 332	77.2
J	15 14	35 31	0 0	50 45	90.0
K	118 34	130 46	0 0	248 80	32.3
合計	1,316 966	1,379 914	996 742	3,691 2,622	71.0
学年別回収率（%）	75.6	67.8	76.8	71.0	

注　学年不明者20名

6．倫理的配慮

調査への参加は自由意思に基づくものとし，無記名で回答を求めた。調査票は一部ずつ封筒に入れ配布し，記入後は再びその封筒に入れて回収することとした。調査の窓口となる養護教諭には，調査への回答に強制力がはたらかないように依頼した。なお，この研究は所属する大学の研究倫理審査委員会の承認を得て行った。（承認年月日：平成23年７月29日東学芸教研第211号）

第２節　調査結果　ワクチン接種に関する実態

1．対象者の背景

両親と同居している生徒は全体の83.4%，一人の親と同居している生徒は16%，その他0.6%であった（表2-2）。学校での部活やサークル活動の実施は，全体では57.5%がしていると回答しているが，学年があがるほど，していない割合が高くなっていた（表2-3）。調査時期は１～３月であり，３年生は受験のために部活を引退している時期であった。また，塾や習い事などの学外の活動は，全体の34%が実施している（表2-4）。アルバイトは，全体では41.6%が行っており，中でも３年生の割合が最も高く56.5%であった。１，２年生は30～40%程度であった（表2-5）。

表2-2　親との同居状況　人数（%）

	両親と同居	一人親	その他	合計
1年生	828(86.2)	130(13.5)	3(0.3)	961(100)
2年生	738(81.0)	167(18.3)	6(0.7)	911(100)
3年生	607(81.6)	120(16.2)	16(2.2)	743(100)
全体	2,173(83.4)	417(16.0)	25(0.6)	2,615(100)

注）欠損値のある対象者を除く

表2-3　学校での部活やサークル活動の実施状況　人数（%）

	している	していない	合計
1年生	722(75.4)	236(24.6)	958(100)
2年生	596(66.1)	306(33.9)	902(100)
3年生	163(22.8)	551(77.2)	714(100)
全体	1,481(57.5)	1,093(42.5)	2,574(100)

注）欠損値のある対象者を除く

表2-4　塾，習い事など学外の活動の実施状況　人数（%）

	している	していない	合計
1年生	315(34.1)	609(65.9)	924(100)
2年生	335(37.9)	550(62.1)	885(100)
3年生	205(29.0)	503(71.0)	708(100)
全体	855(34.0)	1,662(66.0)	2,517(100)

注）欠損値のある対象者を除く

表2-5　アルバイトの実施状況　人数（%）

	している	していない	合計
1年生	299(32.0)	634(68.0)	933(100)
2年生	352(39.4)	541(60.6)	893(100)
3年生	413(56.5)	318(43.5)	731(100)
全体	1,064(41.6)	1,493(58.4)	2,557(100)

注）欠損値のある対象者を除く

2．家族のワクチン接種に関する状況

家族に接種した人がいると回答した割合は全体で20.3%であった。また，ワクチン接種についての保護者の意見は，受けた方がよいが46%で最も高く，どちらかというと受けた方がよいは36.2%であった。両者を合わせると8割以上の保護者は接種を推進する意見であった。どちらかというと受けなくてよいは12.7%，受けなくてよいは5.2%であった。

また，ワクチン接種が公費負担ではない場合，45,000～50,000円程度かかるが，この金額を負担することはどのくらい負担か尋ねた。“かなり負担”は42.3%，“やや負担”は44.0%であった。一方，“あまり負担ではない”9.8%，“ほとんど負担ではない”3.9%となっていた（表2-6，表2-7，表2-8）。

表2-6　家族のワクチン接種状況

人数（%）

	接種した人あり	接種した人なし	わからない	合計
1年	200(21.3)	705(75.2)	32(3.4)	937(100)
2年	184(20.5)	694(77.5)	18(2.0)	896(100)
3年	130(18.5)	554(78.7)	20(2.8)	704(100)
全体	514(20.3)	1,953(77.0)	70(2.8)	2,537(100)

注）　欠損値のある対象者を除く

表2-7　保護者のワクチン接種についての意見

	人数（%）
受けた方がよい	1,200(46.0)
どちらかというと受けた方がよい	943(36.2)
どちらかというと受けなくてよい	330(12.7)
受けなくてよい	135 (5.2)
合計	2,608 (100)

注）　無回答者を除く

表2-8　ワクチンが私費の場合の保護者の負担感

	人数（%）
かなり負担	1,106(42.3)
やや負担	1,151(44.0)
あまり負担でない	256 (9.8)
ほとんど負担でない	101 (3.9)
合計	2,614 (100)

注）　無回答者を除く

3．接種の実態

1回以上接種している生徒（接種群）の割合を表2-9に示した。全体では53.3%，学年別にみると1年生75.0%，2年生69.2%，3年生5.5%であった（χ^2 (2　n=2,615)=952.380　p<.001)。3年生が1・2年生に比べ接種率がはるかに低かったが，これは子宮頸がん等ワクチン接種緊急促進事業の対象になっていないことによるものと考えられる（表2-9)。

1回以上接種した生徒の内訳を表2-10に示した。2回の接種を終えている割合が51.7%で最も高く，3回接種39.0%がそれに続いた。1回の接種は5.8%であった。

1）1回以上接種した生徒

接種のきっかけは，「保護者にすすめられ，自分でも必要だと思って受けた」が最も多く，7割以上を占めた。逆に，「自分から保護者にワクチン接

表2-9　学年別接種状況　人数（%）

	1回以上接種	非接種	合計
1年	722(75.0)	241(25.0)	963(100)
2年	631(69.2)	281(30.8)	912(100)
3年	41 (5.5)	699(94.5)	740(100)
全体	1,394(53.3)	1,221(46.7)	2,615(100)

注）欠損値のある対象者を除く

表2-10　1回以上接種者の学年別接種回数　人数（%）

	1回	2回	3回	接種回数不明	合計
1年	48 (6.6)	482(66.8)	164(22.7)	28(3.9)	722(100)
2年	20 (3.2)	223(35.3)	366(58.0)	22(3.5)	631(100)
3年	10(24.4)	16(39.0)	13(31.7)	2(4.9)	41(100)
全体	78 (5.8)	721(51.7)	543(39.0)	52(3.7)	1,394(100)

注）欠損値のある対象者を除く

種の希望を伝えて受けた」と回答した割合は，7.9％と最も低かった（表2-11）。

また，１回以上接種が済んでいる生徒に，ワクチン接種を決めた理由としてどれくらいあてはまるか，“保護者にすすめられたので”“まわりの友達が受けているので”“ワクチンの必要性を感じたので”“接種費用の補助があるので”の理由をあげ，「１まったくあてはまらない」から「５かなりあてはまる」の５段階から選択するよう求めた。

“保護者にすすめられたので”，“接種費用の補助があるので”，“ワクチンの必要性を感じたので”，“まわりの友達が受けているので”，の順であては

表2-11　１回以上接種者の接種のきっかけ

きっかけ	人数（%）
保護者にすすめられ，自分でも必要だと思って受けた	1,001（73.3）
保護者にすすめられ，それほど必要は感じなかったが受けた	256（18.8）
自分から保護者に，ワクチン接種の希望を伝えて受けた	108（7.9）
合計	1,365（100）

注）　無回答者を除く

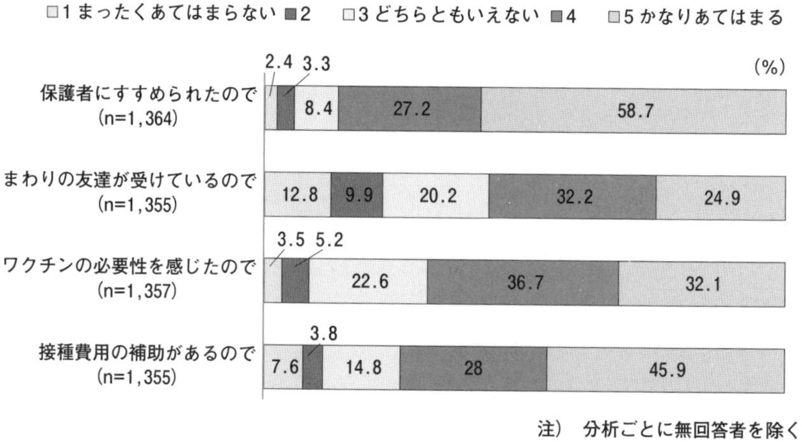

図2-1　接種に至った理由

まる割合が高かった（図2-1）。

2）非接種の生徒

非接種者である生徒に，今後の接種予定と，接種の意向について尋ねた。接種の予定は，“3か月以内に受ける”4％，“3か月以降に受ける”5％で受ける予定のある生徒の割合は低かった。そして，“受ける予定なし”が91％にのぼった（図2-2）。そして，接種の意向は，“ぜひ受けたい”が19.6％，“できれば受けたい”が58.4％であった。“絶対に受けたくない”2.1％，“どちらかというと受けたくない”19.9％で，受けたいと希望する割合が高かった（表2-12）。

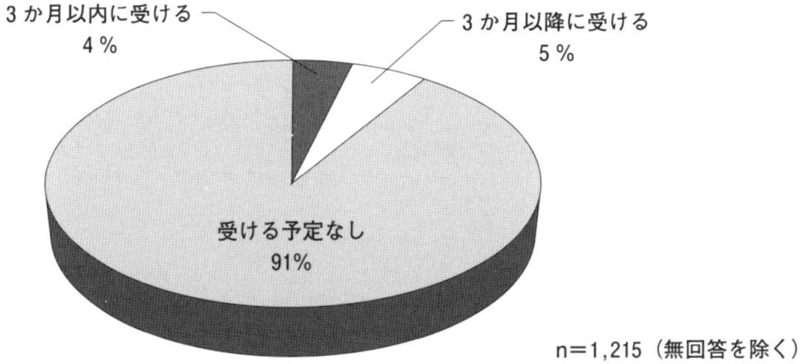

図2-2　非接種者の今後の予定

表2-12　非接種者の接種の意向

	人数（％）
ぜひ受けたい	236（19.6）
できれば受けたい	703（58.4）
どちらかというと受けたくない	240（19.9）
絶対に受けたくない	25（2.1）
合計	1,204（100）

注）　無回答者を除く

4．子宮頸がんや予防ワクチンに関する情報源と知識

1）情報源

子宮頸がんや予防ワクチンに関して，どのようなところから情報を得ているのか，見たり聞いたりした，利用したことがあるものをたずねた。全体では，保護者，テレビ，友達，ポスター・パンフレットの順で高かった。接種群では，保護者，友達，テレビ，市町村からの通知，ポスター・パンフレットの順で高く，非接種群では，テレビ，保護者，友達，ポスター・パンフレットの順であった。医師や看護師・保健師・助産師などの医療職者，学校の授業，養護教諭などが情報源となっている割合は低かった。

そして，接種群と非接種群を比較すると，接種群が情報を得ている割合が高かった情報源は，学校の授業，市町村からの通知，保護者，医師，友達，先輩であった。逆に，非接種群が情報を得ている割合が高かった情報源は，雑誌，テレビの番組やコマーシャル，きょうだい，インターネットや携帯サイトであった（表2-13）。

2）子宮頸がん・予防ワクチンに関しての知識

子宮頸がん・予防ワクチンに関する知識は，先行研究[1,2]や子宮頸がん予防ワクチンに関する文書[3]や解説[4,5]などを参考に15項目を設定した。各項目に対して「知っていた」「知らなかった」の2択で回答を求め，「知っていた」と回答した総数を知識得点とした。

15項目の子宮頸がん・予防ワクチンに関する知識の「知っている」割合を，接種状況別に示し，各項目のオッズ比を算出して示した（表2-14）。

子宮頸がん等ワクチン接種緊急促進事業に関して知っている割合が最も高く，66.7%であった。子宮頸がんの疾患に関する知識，HPVの感染の原因が性交渉であることを知っていた割合は50%に満たなかった。HPVワクチンに関する知識や子宮頸がん検診などに関する知識項目は，知っていると回

表2-13　接種状況による情報源

	見たり聞いたり利用したことがある　人数（%）			
	全体	非接種	接種	χ^2※
1．新聞	305(11.6)	139(11.4)	166(11.9)	
2．雑誌	208 (8.0)	119 (9.7)	89 (6.4)	**
3．専門書	32 (1.2)	13 (1.1)	19 (1.4)	
4．テレビの番組やコマーシャル	1,095(41.9)	582(47.6)	513(36.8)	***
5．学校の授業	556(21.2)	231(18.9)	325(23.3)	**
6．養護教諭の先生	108 (4.1)	67 (3.4)	67 (4.8)	
7．市町村からの通知	591(22.6)	143(11.7)	448(32.1)	***
8．ポスターやパンフレット	802(30.7)	375(30.7)	427(30.6)	
9．保護者	1,411(53.9)	445(36.4)	966(69.2)	***
10．親戚	86 (3.3)	35 (2.9)	51 (3.7)	
11．医師	192 (7.3)	57 (4.7)	135 (9.7)	***
12．看護師・助産師・保健師	63 (2.4)	29 (2.4)	34 (2.4)	
13．きょうだい	78 (3.0)	50 (4.1)	28 (2.0)	**
14．友達	1,001(38.2)	379(31.0)	622(44.6)	***
15．ボーイフレンド	12 (0.5)	2 (0.2)	10 (0.7)	
16．インターネットや携帯サイト	179 (6.8)	119 (9.7)	60 (4.3)	***
17．先輩	76 (2.9)	21 (1.7)	55 (3.9)	**

※ボンフェローニ法による有意水準を調整　*$p<0.5$　**$p<0.01$　***$p<0.001$
注）n=2,642分析ごとに欠損値を除外

表2-14　子宮頸がん・予防ワクチンに関する知識

		「知っている」人数（%）			※	OR　※
		全体	非接種	接種	χ^2	95%CI
1	20代の女性で子宮頸がんにかかる人の数は他の年代と比べて増加している	914 (35.1)	397 (32.6)	517 (37.2)	*	1.223* (1.040-1.438)
2	子宮頸がんは早期に発見できれば子宮頸部の一部を取り除くだけの手術で治すことができるが，がんが進行すると子宮を切除しなければならない	1,254 (48.2)	567 (46.7)	687 (49.4)		1.113 (0.954-1.229)
3	子宮頸がんも，他のがんと同じように，進行すると全身に転移し，死に至るおそれのある病気である	1,206 (46.8)	541 (44.5)	665 (47.9)		1.148 (0.983-1.339)
4	子宮頸がんの原因はHPV（ヒトパピローマウイルス）である	587 (22.5)	215 (17.7)	372 (26.8)	**	1.705** (1.411-2.060)

5	HPV（ヒトパピローマウイルス）は，性交渉によって感染するので性交渉の経験のある人は感染の可能性がある	1,162 (44.6)	483 (39.7)	679 (48.9)	**	1.453** (1.244-1.698)
6	HPV（ヒトパピローマウイルス）は，手指などにも存在するウイルスであり，コンドームで防げるものではない	261 (10.0)	112 (9.2)	149 (10.7)		1.186 (0.916-1.536)
7	女性の80%は，一生のうちに一度はHPV（ヒトパピローマウイルス）に感染すると言われている	462 (17.8)	150 (12.4)	312 (22.5)	**	2.057** (1.663-2.543)
8	HPVに感染しても免疫の力で自然に排除されることが多いためHPVに感染したからといって必ず子宮頸がんになるわけではない	561 (21.6)	196 (16.1)	365 (26.3)	**	1.855** (1.528-2.252)
9	現在，日本で使用可能なHPV（ヒトパピローマウイルス）ワクチンがある。	928 (35.7)	406 (33.4)	522 (37.7)	*	1.205* (1.026-1.416)
10	HPV（ヒトパピローマウイルス）ワクチンは性交渉を経験するより前に接種することがすすめられている	1,001 (38.6)	402 (33.1)	599 (43.4)	**	1.547** (1.318-1.816)
11	平成23年度，中学1年生～高校2年生※の女子がワクチン接種を受ける場合，国や市町村からの補助があり，無料または一部負担で接種が受けられる。（※自治体によって補助の対象学年が違うこともある）	1,735 (66.7)	655 (53.9)	1,080 (77.9)	**	3.013** (2.543-3.570)
12	HPV（ヒトパピローマウイルス）ワクチンの副反応で最も多いのは，痛み，発赤，腫れである	764 (29.4)	221 (18.2)	543 (39.2)	**	2.894** (1.670-2.526)
13	HPV（ヒトパピローマウイルス）に対するワクチンの効果は約20年続くと言われている	488 (9.9)	224 (6.4)	264 (12.9)	**	2.167** (0.855-1.268)
14	ワクチンですべてのHPVを防ぐことはできないので，ワクチンを接種した人でも20歳以降，年に1度は検診を受ける必要がある	492 (18.9)	161 (13.3)	331 (23.9)	**	2.054** (1.670-2.526)
15	子宮頸がんの検診の受診率はアメリカに比べ，日本ではとても低い	488 (18.7)	224 (18.4)	264 (19.0)		1.041 (0.855-1.268)

OR：オッズ比　95%CI：95%信頼区間

※ボンフェローニ法による有意水準を調整　*$p<0.5$　**$p<0.01$

注）n=2,642分析ごとに欠損値を除外

表2-15　知っていると回答した項目数

	n	平均	標準偏差
非接種	1,204	3.9	3.42
1回以上接種	1,368	5.2	3.65

注）欠損値のある対象者を除く

答した割合が1割～2割とかなり低い結果であった。また，ほとんどの項目で，接種群が非接種群に比べて，知っていると回答した割合が高かった。また，接種群は非接種群よりも知っていると回答した合計個数の平均が高かった（$t = -9.212$　$p = .000$）（表2-15）。

5．考察

1）接種率と接種の背景

本調査の対象者は，1～2年生が子宮頸がん等緊急促進事業の対象学年であった。そのため，1年生75.0%，2年生69.2%と高く，逆に3年生の接種率は5.5%と極端に低い値となっていた。1年生の接種者では2回済んだ割合が66.8%，3回目まで終了は22.7%であったが，2年生の接種者は2回目終了が35.3%，そして3回目まで終了は58%であった。2年生は，ワクチン不足のために事業の実施期限が延長された学年であったためと推測される。当該事業の対象者の接種率は2012年（平成24年）1月現在64.5%と報告されており[6]，当調査は同年1～3月の実施であることから，ほぼ等しいか若干高い接種率であったと考えられる。また，諸外国の接種率の報告と比較すると，Caskeyら[7]の報告の30%，Tiroら[8]の38%，Palliら[9]の48.8%，Ogilvieら[10]の65.1%に比較して高い結果であった。接種費用が公費の補助を受けられる子宮頸がん等ワクチン接種緊急促進事業が期間限定であることや，ワクチンの供給不足の経験などが接種を促進したと考えられる。

接種を受けるきっかけを尋ね，最も高い割合であったのは，「保護者に勧められ，自分でも必要だと思って受けた」の73.3%であり，保護者も自分自身も肯定的な受けとめで接種に臨む割合が高いことが推測される。また，「自分から保護者にワクチン接種の希望を伝えて受けた」という割合も7.9%あった。ワクチン接種に無関心あるいは積極的でない保護者に，高校生が自ら接種の意向を伝えワクチン接種を受けるという例が存在することがわかった。また，接種に至った理由も「保護者にすすめられた」の割合が高く58.7%がかなりあてはまると回答しており，「接種費用の補助があるので」の割合も45.9%と比較的高かった。

非接種の生徒に今後の予定をたずねた結果，受ける予定なしが91%であり，受ける予定の生徒はすでに受けているという実態が推測される。また，非接種の生徒に接種の意向をたずねた結果は，ぜひ受けたい，できれば受けたいを合わせて78%あり，接種を希望する割合は高いことがわかった。受けたいが予定はない。という背景は補助金の対象になっていない場合などの費用の負担を含め，保護者の承諾が得にくい状況にあることが推測される。

2）子宮頸がんや予防ワクチンに関する情報源と知識

情報源として上位にあがったものは，全体では「保護者」，「テレビの番組やコマーシャル」，「友達」であった。接種者では「保護者」に次いで「友達」であったが，非接種者では「テレビの番組やコマーシャル」，「保護者」の順であった。学校の授業は約20%，養護教諭の先生は4.1%と授業や保健指導などを通しての情報は少ないことが明らかになった。承認されたばかりのワクチンであることや，市町村から各家庭への通達で周知されており，養護教諭にとっては関わり方や指導内容について少なからず戸惑いもあったと推測される。

接種群と非接種群で，情報源に有意な差がみられた。接種群は，市町村からの通知，保護者，医師などから情報を得る割合が高く，これは接種に至る過程で情報を得る機会を得たと考えられる。

また，子宮頸がんやワクチンに関する知識については，「知っている」と回答した割合が全体的に低かった。子宮頸がん等ワクチン接種緊急促進事業の内容を知っている割合は比較的高く７割近くが知っていると回答した。子宮頸がんの治療については半数近くが知っていると回答したが，HPV についてやワクチンに関することは知っている割合が10〜30％台で知識がは乏しいことがわかった。知識が乏しいことについては，女子大生を対象にした先行研究[11, 12]でも報告されている。まだ，新しいトピックスであり，学校の授業でも取りあげられることは少ないためと思われる。しかし，接種者と非接種者で比べた場合には，接種者の方が知っていると回答する割合が有意に高い項目が多くみられた。これは，知識があって接種に至ったというよりも，接種をするプロセスで保護者や医療従事者などから知識を得る機会を得たと解釈したほうがよさそうである。

第３節　子宮頸がん・予防ワクチンに対する態度尺度の作成

１．項目の作成

子宮頸がん・予防ワクチンに対する態度の項目は，質的研究の結果をもとにアイテムプールをつくり32の質問項目を精選した。そして，都立高校の女子生徒10名を対象に予備調査を行いワーディングなどの適切さを検討した。32項目のアイテムを表2-16に示した。各項目の回答は「全くあてはまらない」から「かなりあてはまる」までの５件法であった。

２．分析方法

因子分析の対象は，子宮頸がん・予防ワクチンに対する態度の項目に欠損のない2,464名（１年生907名，２年生864名，３年生693名）である。子宮頸がん・予防ワクチンに対する態度32項目に対し探索的因子分析を行った。共通性が0.20未満の３項目，すなわち「８．私は，HPV に感染する危険性は高

表2-16　32項目のアイテム

番号	アイテム
1	私の保護者は私がワクチン接種を受けるようにすすめている
2	保護者と子宮頸がん予防やワクチンについての話をしたことがある
3	私の保護者は子宮頸がんワクチンについての知識が豊富である
4	家族の中での会話に，子宮がん検診や乳がん検診の話題があがることがある
5	私の家族は健康や医療の情報を多くもっている
6	私の家族は人間ドックや健康診断を定期的に受けている
7	私の家族は健康を価値あるものだと考えている
8	私は，HPV（ヒトパピローマウイルス：子宮頸がんの原因とされるウイルス）に感染する危険性は高いと思う
9	私は将来，子宮頸がんにはならないと思う
10	子宮頸がんは命にかかわる怖い病気だと思う
11	子宮頸がんにかかり，子どもが産めなくなることは私にとって重大な問題である
12	子宮頸がんはあまり重い病気ではないと思う
13	子宮頸がんについてもっと知りたいと思っている
14	子宮頸がんにかかった人の話を聞いて怖いと思ったことがある
15	性行動によってうつるものなので，将来のためには早めに打っておいた方がよいと思う
16	注射を打たれるのは苦手である
17	3回のワクチン接種はめんどうである
18	ワクチンが本当に効くのか，効果に疑問がある
19	ワクチンの副作用が心配である
20	発売されたばかりのワクチンなので接種に不安を感じる
21	ワクチン接種を受けなくても，予防できると思う
22	ワクチン接種が受けられる病院やクリニックが近くにない
23	自分が接種を受ける場合に負担するワクチンの代金が高い
24	忙しくてワクチン接種を受けに行く時間がない
25	私の友達のほとんどはワクチン接種を受けている
26	このワクチンは強制的ではないので必要性を感じない
27	接種することについての保護者の許可を得るのが難しい
28	ワクチン接種の時間を確保するために，部活，習い事，塾，アルバイトなどの調整をすることができる
29	接種に付き添そう保護者に，都合をつけてもらうことができる
30	接種できる病院や予約方法を自分で調べることができる
31	ワクチン接種の代金を保護者または自分が用意することができる
32	一般的に，中高生は予防のためにワクチンを接種した方がよいと思う

いと思う」「9．私は将来，子宮頸がんにはならないと思う」「16．注射を打たれるのは苦手である」の3項目を除いた29項目で再度探索的因子分析を行った（主因子法・エカマックス回転）結果，8因子が抽出された。

その後，確認的因子分析により8因子モデルの妥当性，各因子の構成概念妥当性を検討した。確認的因子分析はAmos19を用い，モデルの適合度指標は，Comparative Fit Index（CFI），Goodness of Fit Index（GFI），Adjusted Goodness of Fit Index（AGFI），Root Mean Square Error of Approximation（RMSEA）を用いた。一般的に，CFI，GFI，AGFIは0.9以上の場合に適合度がよく，RMSEAは0に近いほどよく0.05以下であれば適合度がよく0.1以上であれば適合度が悪いと判断される。尺度の信頼性はα信頼性係数により判断した。

次に，子宮頸がん・予防ワクチンに対する態度尺度得点の記述統計は，各尺度の得点の平均と，各尺度の得点を項目数で除した平均を算出した。全体の記述統計を示した後に，学年別，接種状況別で尺度得点の平均を比較した。なお，学年や接種状況に無回答の対象は欠損値として分析ごとに除外した。

3．因子分析の結果

子宮頸がん・予防ワクチンに対する態度の32項目に対し，主因子法，Kaiserの正規化を伴うエカマックス回転で探索的因子分析を行い，共通性の低い3項目を除いた29項目をさらに因子分析した。その結果，〈家族の健康意識〉〈ワクチン接種の話題との接触〉〈接種に向けた調整力〉〈子宮頸がんの脅威〉〈ワクチン接種の肯定感と関心の高さ〉〈ワクチン接種への消極的態度・困難感〉〈ワクチンに対する不安〉〈ワクチン接種の時間と費用のバリア〉の8因子が抽出された（表2-17）。その後，確認的因子分析により8因子モデルの妥当性を検討した。そのモデルの適合度は，CFI=.85，GFI=.91，AGFI=.89，RMSEA=.058（.058-.060）であり，CFIとAGFIは適合の基準値をやや下回ったものの，RMSEAではデータとモデルの良好な適合を示し

表2-17　子宮頸がん・予防ワクチンに対する態度項目の確認的因子分析の結果　n=2,464

	因子と項目	標準化因子負荷量	α係数
家族の健康意識			
3	私の保護者は子宮頸がんワクチンについての知識が豊富である	0.78[1)]	
5	私の家族は健康や医療の情報を多くもっている	0.74	
4	家族の中での会話に，子宮がん検診や乳がん検診の話題があがることがある。	0.62	0.72
6	私の家族は人間ドックや健康診断を定期的に受けている	0.38	
7	私の家族は健康を価値あるものだと考えている	0.34	
	誤差相関　e6-e 7		
	CFI .986　AGFI .976　RMSEA .061　(.045-.079)		
ワクチン接種の話題との接触			
1	私の保護者は私がワクチン接種を受けるようにすすめている	0.79[1)]	
2	保護者と子宮頸がん予防やワクチンについての話をしたことがある	0.69	0.66
25	私の友達のほとんどはワクチン接種を受けている	0.41	
接種に向けた調整力			
29	接種に付き添う保護者に，都合をつけてもらうことができる	0.68[1)]	
28	ワクチン接種の時間を確保するために，部活，習い事，塾，アルバイトなどの調整をすることができる	0.62	0.64
30	接種できる病院や予約方法を自分で調べることができる	0.48	
31	ワクチン接種の代金を保護者または自分が用意することができる	0.45	
	CFI .991　AGFI .987　RMSEA .048　(.026-.074)		
子宮頸がんの脅威			
10	子宮頸がんは命にかかわる怖い病気だと思う	0.74[1)]	
12	子宮頸がんはあまり重い病気ではないと思う（R）	0.66	0.67
11	子宮頸がんにかかり，子どもが産めなくなることは私にとって重大な問題である	0.52	
ワクチン接種の肯定感と関心の高さ			
15	性行動によってうつるものなので，将来のためには早めに打っておいた方がよいと思う	0.80[1)]	
32	一般的に，中高生は予防のためにワクチンを接種した方がよいと思う	0.64	0.66
13	子宮頸がんについてもっと知りたいと思っている	0.48	
14	子宮頸がんにかかった人の話を聞いて怖いと思ったことがある	0.34	
	誤差相関　e13-e14		
	CFI=.995　AGFI .984　RMSEA .054　(.024-.090)		
ワクチン接種への消極的態度・困難感			
26	このワクチンは強制的ではないので必要性を感じない	0.73[1)]	

21	ワクチン接種を受けなくても，予防できると思う	0.55	0.65
27	接種することについての保護者の許可を得るのが難しい	0.43	
22	ワクチン接種が受けられる病院やクリニックが近くにない	0.41	
	誤差相関　e22-e27		
	CFI=1.00　AGFI=1.00　RMSEA=.000　(.000-.023)		
ワクチンに対する不安			
20	発売されたばかりのワクチンなので接種に不安を感じる	0.87[1)]	
19	ワクチンの副作用が心配である	0.82	0.76
18	ワクチンが本当に効くのか，効果に疑問がある	0.50	
ワクチン接種の時間と費用のバリア			
24	忙しくてワクチン接種を受けに行く時間がない	0.64[1)]	
17	3回のワクチン接種はめんどうである	0.48	0.52
23	自分が接種を受ける場合に負担するワクチンの代金が高い	0.43	

(R) 逆転項目　　　1）モデルを識別するために，1.0に固定した

た。接種群を対象に行った適合度は，CFI=.85，GFI=.91，AGFI=.89，RMSEA=.054(.052-.057)，非接種群を対象に行った適合度は，CFI=.84，GFI=.90，AGFI=.88，RMSEA=.060(.057-.063) であった。

さらに，尺度構成を行うために，4項目以上で構成される〈家族の健康意識〉〈接種に向けた調整力〉〈ワクチン接種の肯定感と関心の高さ〉〈ワクチン接種への消極的態度・困難感〉の各因子に対し確認的因子分析を行った。

4．8つの態度因子

8つの態度因子は次のとおりである。

1）〈家族の健康意識〉

子宮頸がんや予防ワクチンに関する知識の豊富さ，健康診断の受診状況など，女子高校生からみた自分の家族の健康の意識の因子で，“私の保護者は子宮頸がんワクチンについての知識が豊富である”“私の家族は健康や医療の情報を多くもっている”“家族の中での会話に，子宮がん検診や乳がん検診の話題があがることがある”“私の家族は人間ドックや健康診断を定期的

に受けている”“私の家族は健康を価値あるものだと考えている”の５項目より構成されていた。適合度指標はCFI= .986, AGF= .976, RMSEAは.061(.045-.079)であり，尺度のα信頼性係数は.72であった。

２）〈ワクチン接種の話題との接触〉

この因子は，子宮頸がん予防ワクチンに関する話題との接触している事実を示す内容で，“私の保護者は私がワクチン接種を受けるようにすすめている”“保護者と子宮頸がん予防やワクチンについての話をしたことがある”“私の友達のほとんどはワクチン接種を受けている”の３項目であった。α信頼性係数は.66であった。

３）〈接種に向けた調整力〉

これは，高校生の接種行動を阻む要因に働きかけることで接種行動につなげることができる調整の能力を示している。“接種に付き添う保護者に，都合をつけてもらうことができる”“ワクチン接種の時間を確保するために，部活，習い事，塾，アルバイトなどの調整をすることができる”“接種できる病院や予約方法を自分で調べることができる”“ワクチン接種の代金を保護者または自分が用意することができる”の４項目であり，適合度指標は，CFI= .991, AGF= .987, RMSEAは.048(.026-.074)であった。また，α信頼性係数は.64であった。

４）〈子宮頸がんの脅威〉

この因子は，子宮頸がんの重大性の認識や罹りやすさの認識などを示し，“子宮頸がんは命にかかわる怖い病気だと思う”“子宮頸がんはあまり重い病気ではないと思う（逆転項目）”“子宮頸がんにかかり，子どもが産めなくなることは私にとって重大な問題である”の３項目より構成された。この尺度のα信頼性係数は.67であった。

5）〈ワクチン接種の肯定感と関心の高さ〉

これは，子宮頸がん予防ワクチン接種を肯定的にとらえ，接種に対して積極的な態度を示しており，“性行動によってうつるものなので，将来のためには早めに打っておいた方がよいと思う”“一般的に，中高生は予防のためにワクチンを接種した方がよいと思う”“子宮頸がんについてもっと知りたいと思っている”“子宮頸がんにかかった人の話を聞いて怖いと思ったことがある”の4項目であった。適合度指標はCFI=.995, AGF=.984, RMSEAは.054（.024-.090）であった。なお，尺度のα信頼性係数は.66であった。

6）〈ワクチン接種に対する消極的態度・困難感〉

この因子は，子宮頸がん予防ワクチンの接種行動に至ることは難しく，接種に対して消極的な態度を示していた。“このワクチンは強制的ではないので必要性を感じない”“ワクチン接種を受けなくても，予防できると思う”“接種することについての保護者の許可を得るのが難しい”“ワクチン接種が受けられる病院やクリニックが近くにない”の4項目であった。適合度指標はCFI=1.000, AGF=1.000, RMSEAは.000（.000-.023）であった。尺度のα信頼性係数は.65であった。

7）〈ワクチンに対する不安〉

これは，ワクチンの効果や副作用に関する態度の因子である。“発売されたばかりのワクチンなので接種に不安を感じる“ワクチンの副作用が心配である”“ワクチンが本当に効くのか，効果に疑問がある”の3項目であった。尺度のα係数性係数は.76であった。

8）〈ワクチン接種の時間と費用のバリア〉

この因子は，子宮頸がん予防接種の時間と費用に関するバリアを示している。“忙しくてワクチン接種を受けに行く時間がない”“3回のワクチン接種はめんどうである”“自分が接種を受ける場合に負担するワクチンの代金が高い”の3項目で構成された。なお，尺度のα信頼性係数は.52であった。

5．子宮頸がん・予防ワクチンに対する態度尺度得点の記述統計

各態度尺度の記述統計は表2-18のとおりである。また，各項目の得点を項目数で除した記述統計を表2-19に示した。

学年別の得点の記述統計を表2-20に示した。〈家族の健康意識〉，〈ワクチン接種の話題との接触〉，〈ワクチン接種の肯定感と関心の高さ〉，〈ワクチン接種への消極的態度・困難感〉，〈ワクチンに対する不安〉，〈ワクチン接種の時間と費用のバリア〉の6尺度で学年による有意差がみられた。一方，〈接種に向けた調整力〉と〈子宮頸がんの脅威〉の2つの尺度は学年による有意差がみられなかった。

次に，ワクチン接種の有無で各尺度得点の平均を比較した結果を表2-21に示した。8つのすべての尺度において，非接種と接種の生徒の間に有意な差がみられた。すなわち，〈家族の健康意識〉，〈ワクチン接種の話題との接触〉，〈接種に向けた調整力〉，〈子宮頸がんの脅威〉，〈ワクチン接種の肯定感と関

表2-18　子宮頸がん・予防ワクチンに対する態度項目の記述統計

態度因子	項目数	最低～最大	全体 n=2,464 M	SD
家族の健康意識	5	5～25	14.9	3.89
ワクチン接種の話題との接触	3	3～15	10.6	2.99
接種に向けた調整力	4	4～20	13.6	3.15
子宮頸がんの脅威	3	3～15	12.1	2.32
ワクチン接種の肯定感と関心の高さ	4	4～20	14.0	2.80
ワクチン接種への消極的態度・困難感	4	4～20	8.6	2.72
ワクチンに対する不安	3	3～15	9.9	2.70
ワクチン接種の時間と費用のバリア	3	3～15	10.2	2.52

M：平均値　SD：標準偏差

表2-19　子宮頸がん・予防ワクチンに対する態度項目の記述統計（各因子得点を項目数で除した平均）

態度因子	全体 n=2,464	
	M	SD
家族の健康意識	3.0	0.78
ワクチン接種の話題との接触	3.5	1.00
接種に向けた調整力	3.4	0.79
子宮頸がんの脅威	4.0	0.77
ワクチン接種の肯定感と関心の高さ	3.5	0.70
ワクチン接種への消極的態度・困難感	2.2	0.68
ワクチンに対する不安	3.3	0.90
ワクチン接種の時間と費用のバリア	3.4	0.84

M：平均値　SD：標準偏差

表2-20　学年別子宮頸がん・予防ワクチンに対する態度項目の記述統計

態度因子	1年 n=907		2年 n=864		3年 n=693		※
	M	SD	M	SD	M	SD	F-test
家族の健康意識	14.9	3.79	15.2	3.83	14.4	4.05	**
	3.0	**0.76**	**3.0**	**0.77**	**2.9**	**0.81**	**
ワクチン接種の話題との接触	11.7	2.32	11.6	2.46	8.1	2.89	***
	3.9	**0.77**	**3.9**	**0.82**	**2.7**	**0.96**	***
接種に向けた調整力	13.6	3.09	13.7	3.20	13.4	3.15	
	3.4	**0.77**	**3.4**	**0.80**	**3.4**	**0.79**	
子宮頸がんの脅威	12.0	2.19	12.2	2.26	12.1	2.56	
	4.0	**0.73**	**4.1**	**0.75**	**4.0**	**0.85**	
ワクチン接種の肯定感と関心の高さ	13.9	2.70	14.3	2.72	13.9	3.01	**
	3.5	**0.67**	**3.6**	**0.68**	**3.5**	**0.75**	**
ワクチン接種への消極的態度・困難感	8.2	2.52	8.4	2.80	9.5	2.66	***
	2.0	**0.63**	**2.1**	**0.70**	**2.4**	**0.67**	***
ワクチンに対する不安	9.6	2.59	9.8	2.77	10.2	2.72	***
	3.2	**0.86**	**3.3**	**0.92**	**3.4**	**0.91**	***
ワクチン接種の時間と費用のバリア	9.9	2.47	10.0	2.54	10.9	2.43	***
	3.3	**0.82**	**3.3**	**0.85**	**3.6**	**0.81**	***

M：平均値　SD：標準偏差　　※　***$p<.001$　**$p<.01$　注）欠損値のある対象者を除く
下段は各因子得点を項目数で除したM，SD

表2-21　接種状況別　子宮頸がん・予防ワクチンに対する態度項目の記述統計

態度因子	非接種 n=1,146		接種 n=1,311		※
	M	SD	M	SD	t-test
家族の健康意識	14.3	4.03	15.4	3.71	***
	2.9	**0.81**	**3.1**	**0.74**	***
ワクチン接種の話題との接触	8.7	2.90	12.3	1.84	***
	2.9	**0.97**	**4.1**	**0.61**	***
接種に向けた調整力	13.4	3.12	13.8	3.17	**
	3.3	**0.78**	**3.4**	**0.79**	**
子宮頸がんの脅威	12.0	2.47	12.2	2.17	**
	4.0	**0.82**	**4.1**	**0.72**	**
ワクチン接種の肯定感と関心の高さ	13.7	2.95	14.4	2.63	***
	3.4	**0.74**	**3.6**	**0.66**	***
ワクチン接種への消極的態度・困難感	9.8	2.56	7.6	2.41	***
	2.4	**0.64**	**1.9**	**0.60**	***
ワクチンに対する不安	10.5	2.68	9.3	2.60	***
	3.5	**0.89**	**3.1**	**0.87**	***
ワクチン接種の時間と費用のバリア	11.0	2.30	9.5	2.49	***
	3.7	**0.77**	**3.2**	**0.83**	***

M：平均値　SD：標準偏差　　※　***$p<.001$　**$p<.01$　注）欠損値のある対象者を除く
下段は各因子得点を項目数で除したM，SD

心の高さ〉の５つの尺度では，接種の生徒の得点が有意に高く，逆に，〈ワクチン接種への消極的態度・困難感〉，〈ワクチンに対する不安〉，〈ワクチン接種の時間と費用のバリア〉の３つの尺度では，非接種の生徒の得点が有意に高かった。

６．考察

女子高校生の子宮頸がん・予防ワクチンに対する態度として８つの因子が抽出された。確認的因子分析の結果，この態度29項目は８因子構造としてある程度の適合度を備えたモデルであると判断できる。また，尺度ごとの適合度からも比較的高い適合度を満たしていると判断できる。接種群と非接種群では探索因子分析の結果，因子構造が若干異なっていたが，接種群，非接種群それぞれに確認的因子分析を行った結果，ほぼ同じレベルかそれ以上の適合度指標を示し，全体のあてはまりと同じであると判断できた。また，各尺度の信頼性はα係数が低いもので0.52その他は0.64〜0.76であり，まずまずの信頼性があると判断できる。

ワクチン接種の有無で各尺度得点を比較した結果，〈家族の健康意識〉，〈ワクチン接種の話題との接触〉，〈接種に向けた調整力〉，〈子宮頸がんの脅威〉，〈ワクチン接種の肯定感と関心の高さ〉の５つの尺度では，接種の生徒の得点が有意に高かったことから，これらの要因は接種を促進することが推測される。逆に，〈ワクチン接種への消極的態度・困難感〉，〈ワクチンに対する不安〉，〈ワクチン接種の時間と費用のバリア〉の３つの尺度では非接種の生徒の得点が有意に高かったことから，これらの要因は接種を抑制することが推測される。

８つの因子は，HBMの要素とほぼ一致していた。HBM[13]によると，すすめられた予防行動を実行する可能性は，知覚される病気の脅威の強さ（罹患性×重大性）と，その予防行動をとることのベネフィットの知覚から行動することに伴うバリアの知覚を差し引いた知覚の強さによる。そして，これに影響する要因として基本的属性や知識，関係者の直接的援助などの行動のきっかけも要素に含まれる。８つの尺度のうち，知覚される病気の脅威の強さは〈子宮頸がんの脅威〉，ベネフィットは〈ワクチン接種の肯定感と関心の高さ〉と〈ワクチン接種への消極的態度・困難感〉，バリアは〈ワクチンに対する不安〉，〈ワクチン接種の時間と費用のバリア〉，そして，〈家族の健康意識〉は背景要因，〈ワクチン接種の話題との接触〉は行動のきっかけに相当すると考えられる。しかしながら，〈接種に向けた調整力〉はHBMの要素には見られない因子であると考えられる（図2-3）。

〈接種に向けた調整力〉は高校生の保健行動に特徴的な要因であることが示唆される。Noomら[14]は思春期の自律を３つの側面で分類し，その一つに“調整”の側面を挙げているが，この〈接種に向けた調整力〉も高校生の自

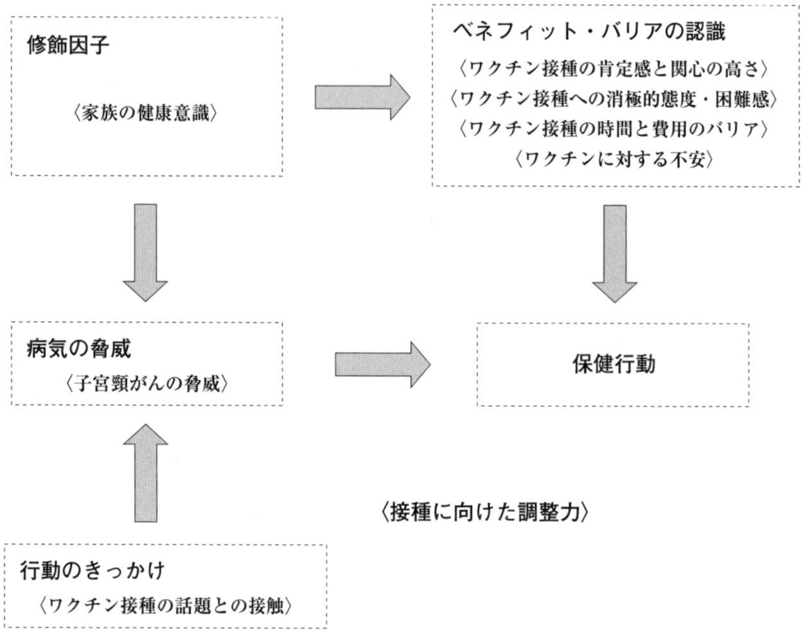

図2-3　8つの因子とヘルス・ビリーフモデル（HBM：Health Belief Model）

律の側面の一つとみなすことができる。ワクチン接種行動に関しては，自身が接種を希望してもいくつかの阻害要因により接種に至らないことがある。その阻害要因に対する女子高校生自身の態度として，親との調整や時間や費用といった環境の調整を行う力を表している。このような態度や行動は，成人へ移行する途上にある高校生の保健行動のメカニズムを説明するために必要な要因である。つまり，自律性が高まる時期の人々の行動を説明するのに必要不可欠な〈接種に向けた調整力〉という因子を含めた概念構成が必要であった。

第一章で報告した質的研究では「女子高校生がHPVワクチン接種を受けるまでのプロセス」を説明するのに，〈子宮頸がんや予防ワクチンに関する知識や情報〉〈子宮頸がんに対する認識〉〈友達からの影響の受けやすさ〉

〈異性との交際や性行動〉〈ワクチン接種に対する自分の気持ち〉〈ワクチン接種に影響する家族要因〉〈ワクチン接種のバリアとなる要因〉〈接種行動につながる調整力〉の8つが抽出された。これらの要因と今回抽出された態度の因子は似通っており，HBMに質的研究で見いだされた〈接種行動につながる調整力〉や本研究での〈接種に向けた調整力〉を加えたモデルにより，高校生の保健行動を説明する可能性が示唆された。

7．まとめ

子宮頸がん・予防ワクチンに対する態度は，〈家族の健康意識〉〈ワクチン接種の話題との接触〉〈接種に向けた調整力〉〈子宮頸がんの脅威〉〈ワクチン接種の肯定感と関心の高さ〉〈ワクチン接種への消極的態度・困難感〉〈ワクチンに対する不安〉〈ワクチン接種の時間と費用のバリア〉の8因子が抽出された。

〈接種に向けた調整力〉は，成人の保健モデルにはない要因であり，女子高校生という成長発達の過程にある世代の保健行動モデル特有の要因として注目される。

第二章文献

1）Dillard JP, Spear ME. Knowledge of human papillomavirus and perceived barriers to vaccination in a sample of US female college students. J Am Coll Health 2010; 59(3): 186-190.

2）Sandfort JR, Pleasant A. Knowledge, Attitudes, and Informational Behaviors of College Students in Regard to the Human Papillomavirus. J Am Coll Health 2009; 58(2): 141-149.

3）ヒトパピローマウイルス（HPV）ワクチン接種の普及に関するステートメント．社団法人日本産科婦人科学会，社団法人日本小児科学会，特定非営利活動法人日本婦人科腫瘍学会 http://www.jsog.or.jp/statement/pdf/HPV_20091016.pdf（平成28年6月24日アクセス）

4）小宮山慎一，長谷川清志，宇田川康博．子宮頸癌予防ワクチンに求められる特性．

新薬と臨牀2011；60(7)：1307-1318.

5）野田起一郎（編集主幹）．子宮頸がん啓発のための学術情報冊子 HPV Insights 総集編　メディカルレビュー社；2010.

6）予防接種制度の見直しについて（第二次提言）（案）参考資料　厚生労働省 http://www.mhlw.go.jp/stf/shingi/2r9852000002b5l0-att/2r9852000002b5nr.pdf（平成28年6月24日アクセス）

7） Caskey R, Lindau ST, Alexander GC. Knowledge and early adoption of thr HPV vaccine among girls and young women—results of a national survey. Jounal of Adolescent Health 2009; 45: 453-462.

8）Tiro JA, Pruitt SL, Bruce CM et. al. Multilevel correlates for human papillomavirus vaccination of adolescent girls ate ding safety net clinics. Vaccine 2012; 30: 2368-2375.

9）Palli SR, Mehta S, Aparasu RR. Prevalence and predictors of human papillomavirus vaccination in adolescent girls. Jounal of the American Pharmacists Association 2012; 52(1): 52-58.

10） Ogiluvie G, Anderson M, Marra F, et al. A population-based evaluation of a publicly funded, school-based HPV vaccine program in British Columbia, Canada -parental factors associated with HPVvaccine receipt. PLOS Medicin 2010; e7(5): e1000270　http://www.plosmedicine.org/article/fetchObject.action?uri=info%3Adoi%2F10.1371%2Fjournal.pmed.1000270&representation=PDF　（平成26年6月12日アクセス）

11）大見広規，石川弘枝，高橋奈緒子，他．大学生のヒトパピローマウイルスと子宮頸がん予防ワクチンについての認知度と態度．CAMPUS HEALTH 2011；48(2)：163-168.

12）野口真由，杉浦絹子．看護系大学の女子大学生がもつ子宮頸がん予防に関する知識と意識の現状．三重看護学誌2011；13：131-139.

13）Champion,V L, Skinner, C S. Chapter 3 The health belief model,. Glanz K, Rimer B K, Viswanath K. Health behavior and health education Theory, Research, and Practice 4th edition. San Francisco: Jossey-Bass; 2008: 45-65.

14）Noom MC, Dekovic' M, Meeus W. Conceptual analysis and measurement of adolescent autonomy. Journal of Youth and Adolescence 2001; 30(5): 577-595.

第三章　女子高校生における子宮頸がん予防ワクチンの接種行動の予測

第二章で作成した，子宮頸がん・予防ワクチンに関する態度尺度と，個人的属性や背景要因などを使い，接種行動を説明することを試みた。接種行動の説明には，保健行動モデルの一つであるHBMを使用した。HBMは成人の保健行動を説明するモデルである。しかし，第一章で示した質的研究で，女子高校生の子宮頸がん予防ワクチン接種プロセスを説明するのに，HBMの構成概念に当たる要因が多く抽出され，高校生の接種行動の理論的予測モデルとしてHBMは有望と思われた。しかし，質的研究で〈接種につながる調整力〉という高校生の特徴的な要因が見いだされたこと，尺度開発において〈接種に向けた調整力〉という因子が抽出され，これらはオリジナルのHBMには含まれないが，女子高校生の保健行動を説明するのには重要な要因であると考えられる。先行研究にはワクチン接種行動の予測をHBMで検討している物もある[1〜3]。しかし，これらの先行研究は，HBMの構成要因と接種行動の関連を検討しているのみで全体のモデルの検討は行っていない。

本章では，高校生の子宮頸がん予防接種行動に影響する心理社会的要因を測定する尺度を使い，HBMに基づいたパスモデルを用いて接種行動のメカニズムを明らかにすることを目的とした。

第1節　研究方法

1．分析対象者

調査は2012年（平成24年）1～3月に，神奈川県内の公立高校11校の全日制に通う女子生徒1年生～3年生を対象に調査を行った。1年生～3年生2,642名から回答が得られた。第二章で述べたように，調査当時子宮頸がん等予防接種緊急促進事業の対象学年である1～2年生と対象でない3年生では接種率が大きく異なっていた（1年生：75.0%，2年生：69.2%，3年生：5.5%）。そこで，分析対象者は当該事業の対象学年である1～2年生に限定することにした。そして，使用する変数すべてに欠損値がない1年生816名，2年生790名の合計1,606名を分析の対象とした。

2．使用変数

使用した変数は，子宮頸がん予防ワクチンの接種状況，子宮頸がん・予防接種に関する知識，子宮頸がん・予防接種に対する態度，家族構成，家族の接種，接種に対する保護者の意見などであった。

3．分析方法

子宮頸がん予防ワクチンの接種状況は，1回以上接種を受けている場合を「接種」，接種を受けていない場合を「非接種」とした。そして，「非接種」群を0とし参照カテゴリーとした。子宮頸がん・予防ワクチンに関する知識は15項目について「知っていた」，「知らなかった」の2択で回答を求め，「知っていた」と回答した数を知識得点とした。次に，子宮頸がん・予防ワクチンに対する態度は各項目に，1（まったくあてはまらない）から5（かなりあてはまる）の5択で回答を求め，8要因ごとの尺度得点を算出した。

そして，ワクチン接種状況（非接種＝0，接種＝1）を従属変数とし，家族要因，子宮頸がん・予防ワクチンに関する知識，子宮頸がん・予防ワクチンに対する態度8要因の影響を単変量ロジスティック回帰分析で検討した。そして，有意であった変数を用いHBMに基づいた接種行動のメカニズムをパスモデルにより検証した。記述統計およびロジスティック回帰分析には統計ソフトSPSS 19を用いた。パスモデルの検証は，HBMの枠組みに従って，先のロジスティック回帰分析で有意であった基本属性，家族背景，子宮頸がん・予防ワクチンに対する知識と各態度因子を当てはめパスモデルを構築し，統計ソフト M-plus v7.2による構造方程式モデリングで統計解析を行った。モデルの適合度は，AIC（Akaike s Information Criterion）を用いた。なお，推定法はロバスト最尤法である[4)]。なお，子宮頸がん・予防ワクチンの態度因子は〈　〉で表示し，それ以外の要因は『　』で表示した。

第2節　分析対象者の概要

対象者の属性および，背景要因を表3-1に，知識，態度尺度得点の平均値を表3-2に示した。接種者は全体の72.5%，非接種者は27.5%であった。8割以上の生徒が両親と同居していた。学校での部活やサークルは約70%，塾や習い事など学外の活動は約65%，アルバイトは約33%がしていると回答した。

また，家族に接種者がいる生徒は約20%であった。また，保護者の意見は，「受けた方がよい」「どちらかというと受けた方がよい」を合わせると80%以上であった。分析対象者は，子宮頸がん等ワクチン接種緊急促進事業の対象者であるため，接種には補助があるが，もしも45,000～50,000円の自己負担をする場合には経済的負担はどうか尋ねた結果，「かなり負担だと思う」，「やや負担だと思う」を合わせると86.6%に上った。

子宮頸がん・予防ワクチンに関する知識と，態度の得点の平均値を，接種状況別に表3-2に示した。知識，8つの態度すべてが有意な差がみられ，知識は接種群が非接種群に比べ高い平均値であった。8つの態度のうち，〈家族の健康意識〉〈ワクチン接種の話題との接触〉〈接種に向けた調整力〉〈子宮頸がんの脅威〉〈ワクチン接種の肯定感と関心の高さ〉では非接種群に比べ接種群の平均得点が高く，〈ワクチン接種への消極的態度・困難感〉〈ワクチンに対する不安〉〈ワクチン接種の時間と費用のバリア〉では，接種群に

表3-1　対象者の基本的特性　n=1,606

		人数	(%)
接種状況	接種	1,164	(72.5)
	非接種	442	(27.5)
生活の背景			
家族構成	両親と同居している	1,353	(84.2)
	一人親と同居または親と同居していない	253	(15.8)
家族の接種	家族に接種した人がいる	338	(21.0)
	家族に接種した人はいない	1,268	(79.0)
保護者の意見	4　受けた方がよい	806	(50.2)
	3　どちらかというと受けた方がよい	529	(32.9)
	2　どちらかというと受けなくてよい	204	(12.7)
	1　受けなくて良い	67	(4.2)
保護者の経済的負担	4　かなり負担だと思う	697	(43.4)
	3　やや負担だと思う	693	(43.2)
	2　あまり負担ではないと思う	149	(9.3)
	1　ほとんど負担ではないと思う	67	(4.2)
学校での部活やサークル	している	1,132	(70.5)
	していない	474	(29.5)
塾や習い事など学外の活動	している	569	(35.4)
	していない	1,037	(64.6)
アルバイト	している	539	(33.6)
	していない	1,067	(66.4)

比べ非接種群の平均得点が高かった。

第3節　接種行動と各変数との関連

基本特性とワクチン接種の関係を明らかにするため，ワクチン接種の接種状況を従属変数とし（非接種＝0，接種＝1），個人要因，家族要因，子宮頸がん・予防ワクチンに関する知識，子宮頸がん・予防ワクチンに対する態度

表3-2　知識と態度の得点平均値　n=1,606

	M (SD)			※ t-test
	全体 n=1,606	接種 n=1,164	非接種 n=442	
子宮頸がん・予防ワクチンに関する知識	5.1(3.60)	5.3(3.58)	4.7(3.62)	**
子宮頸がん・予防ワクチンに対する態度				
家族の健康意識	15.1(3.80)	15.4(3.69)	14.3(4.00)	**
	3.0(0.76)	**3.1(0.74)**	**2.9(0.80)**	**
ワクチン接種の話題との接触	11.7(2.37)	12.3(1.81)	9.8(2.68)	***
	3.9(0.79)	**4.1(0.60)**	**3.3(0.89)**	***
接種に向けた調整力	13.7(3.14)	13.8(3.14)	13.4(3.14)	*
	3.4(0.79)	**3.5(0.78)**	**3.4(0.78)**	*
子宮頸がんの脅威	12.1(2.23)	12.2(2.18)	11.8(2.34)	**
	4.0(0.74)	**4.1(0.72)**	**3.9(0.78)**	**
ワクチン接種の肯定感と関心の高さ	14.1(2.71)	14.4(2.58)	13.5(2.92)	***
	3.5(0.68)	**3.6(0.65)**	**3.4(0.73)**	***
ワクチン接種への消極的態度・困難感	8.2(2.63)	7.5(2.37)	9.9(2.52)	***
	2.0(0.66)	**1.9(0.59)**	**2.5(0.63)**	***
ワクチンに対する不安	9.7(2.67)	9.3(2.57)	10.8(2.62)	***
	3.2(0.89)	**3.1(0.86)**	**3.6(0.87)**	***
ワクチン接種の時間と費用のバリア	10.0(2.50)	9.5(2.46)	11.2(2.16)	**
	3.3(0.83)	**3.2(0.82)**	**3.7(0.72)**	**

M：平均値　SD：標準偏差　　※　*p<.05　**p<.01　***p<.001
下段は各因子得点を項目数で除したM，SD

因子を１つずつ予測変数として投入し，単変量のロジスティック回帰分析を行った。その結果，家族構成，家族の接種，保護者の意見，学校での部活やサークル，塾や習い事，で子宮頸がん・予防ワクチンに関する知識と，子宮頸がん・予防ワクチンに対する態度因子の全てのオッズ比が有意であった（表3-3）。

家族構成（オッズ比以下 OR：0.550），家族内の接種者の有無（OR：0.327），保護者の意見のうち「どちらかというと受けた方がよい」（OR：0.410），「どちらかというと受けなくてよい」（OR：0.233），「受けなくてよい」（OR：

表3-3　接種行動注1)を従属変数とした単変量ロジスティック回帰分析　n＝1,606

		OR	95%CI	※p
生活の背景				
家族構成	両親と同居している	1		
	一人親と同居または親と同居していない	0.550	0.415-0.729	***
家族の接種	家族に接種した人がいる	1		
	家族に接種した人はいない	0.327	0.233-0.459	***
保護者の意見	4　受けた方がよい	1		
	3　どちらかというと受けた方がよい	0.410	0.317-0.532	***
	2　どちらかというと受けなくてよい	0.233	0.167-0.325	***
	1　受けなくて良い	0.126	0.075-0.214	***
保護者の経済的負担	4　かなり負担だと思う	1		
	3　やや負担だと思う	1.179	0.932-1.492	
	2　あまり負担ではないと思う	1.054	0.712-1.561	
	1　ほとんど負担ではないと思う	1.319	0.735-2.367	
学校での部活やサークル	している	1		
	していない	0.660	0.523-0.832	***
塾や習い事など学外の活動	している	1		
	していない	0.783	0.620-0.989	*
アルバイト	している	1		
	していない	1.191	0.947-1.498	
知識・態度				
子宮頸がん・予防ワクチンに関する知識		1.048	1.015-1.081	**
子宮頸がん・予防ワクチンに対する態度				
家族の健康意識		1.074	1.042-1.106	***
ワクチン接種の話題との接触		1.653	1.556-1.755	***
接種に向けた調整力		1.041	1.005-1.078	*
子宮頸がんの脅威		1.082	1.031-1.136	**
ワクチン接種の肯定感と関心の高さ		1.131	1.085-1.178	***
ワクチン接種への消極的態度・困難感		0.691	0.658-0.727	***
ワクチンに対する不安		0.799	0.763-0.836	***
ワクチン接種の時間と費用のバリア		0.730	0.693-0.769	***

注1）　非接種＝0　接種＝1　　参照カテゴリ：非接種

OR：オッズ比　95%CI95%信頼区間　　※　*p＜.05　**p＜.01　***p＜.001

0.126）が接種の有無に影響していた。学校での部活やサークルの参加（OR：0.660），塾や習い事など学外の活動（OR：0.783）も有意であり，参加していることが接種を高めていた。部活やサークルなどの活動を通して仲間からの情報を得やすいことが影響していると推察される。

子宮頸がん・予防ワクチンの知識（OR：1.048）と態度のうち「家族の健康意識」（OR：1.074），「ワクチン接種の話題との接触」（OR：1.653），「接種に向けた調整力」（OR：1.041），「子宮頸がんの脅威」（OR：1.082），「ワクチン接種の肯定感と関心の高さ」（OR：1.131）の各態度得点は高いほど接種を促していた。一方，「ワクチン接種への消極的態度・困難感」（OR：0.691），「ワクチンに対する不安」（OR：0.799），「ワクチン接種の時間と費用のバリア」（OR：0.730）の各態度得点は高いほど接種を抑制していた。

第４節　構造方程式モデリングによるパス解析

HBMの枠組みに照らし，『家族構成』『子宮頸がん・予防ワクチンに関する知識』および，子宮頸がん・予防ワクチンに対する態度のうちの〈家族の健康意識〉，『学校での部活やサークル』『塾や習い事』を“修飾因子”，〈子宮頸がんの脅威〉を“病気の脅威”に，〈ワクチン接種の話題との接触〉『保護者の意見』『家族の接種』を“行動のきっかけ”に対応させた。さらに，〈ワクチン接種の肯定感と関心の高さ〉〈ワクチン接種への消極的態度・困難感〉〈ワクチンに対する不安〉〈ワクチン接種の時間と費用のバリア〉を“ベネフィット・バリアの認識”に対応させた（図3-1）。

1．HBMオリジナルの枠組みに基づく解析

まず，HBMの枠組みに沿ってパスを設定した。すなわち，“修飾因子”から“ベネフィット・バリアの認識”へのパス，“修飾因子”“行動のきっかけ”それぞれから“病気の脅威”へのパス，そして，“病気の脅威”からワ

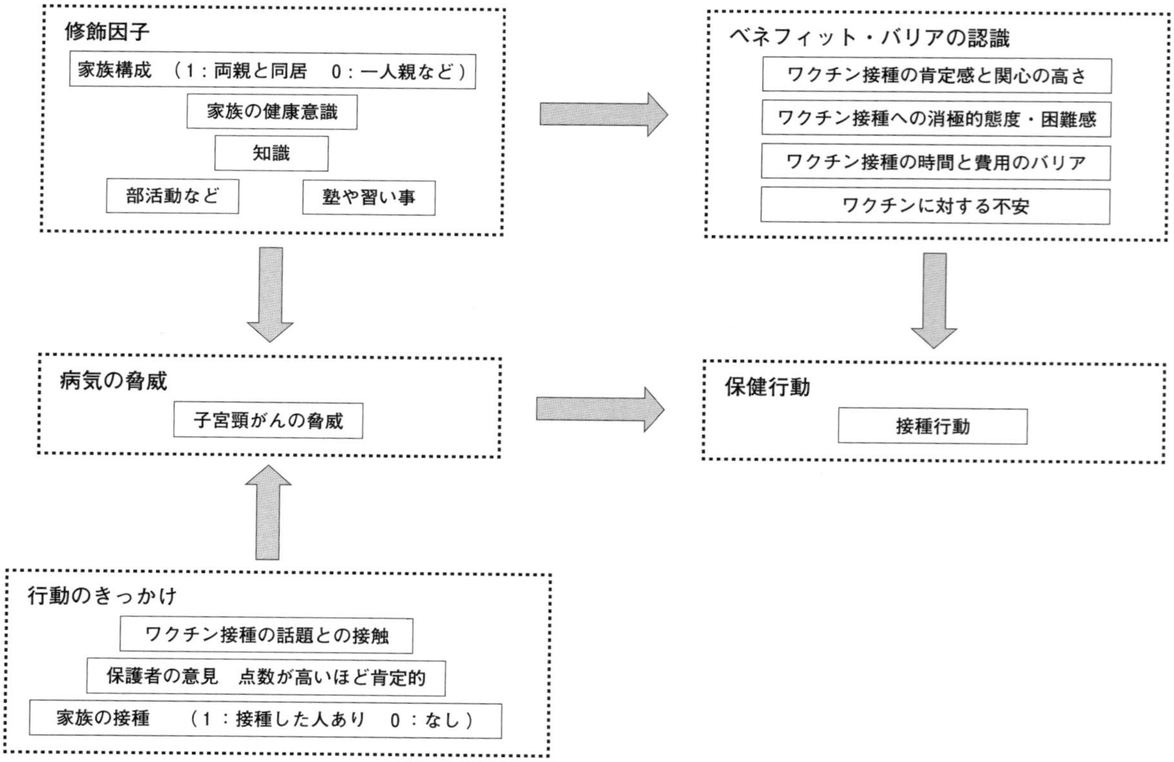

図3-1　HBM に基づく女子高校生のワクチン接種行動モデル

クチン接種行動，“ベネフィット・バリアの認識”からワクチン接種行動へのパスを設定しパス解析を行った。有意でないパスを一つずつ削除し有意なパスを残しながら分析を繰り返した結果，図3-2のパス図が得られた。そのモデルによる接種行動の説明率は25.2%であった。モデルの適合度を示すAICは38746.98であった。

まず，“ベネフィット・バリアの認識”とワクチン接種行動の関連は，HBMの仮定どおり，ワクチン接種へのバリアが高いほどワクチン接種の確率が低く（〈ワクチン接種への消極的態度・困難感〉（パス係数以下同 -.212），〈ワクチン接種の時間と費用のバリア〉（-.317），〈ワクチンに対する不安〉（-.082）），逆にワクチン接種への肯定感が高いほど（〈ワクチン接種の肯定感と関心の高さ〉（.061）），ワクチン接種の確率が高いことが示された。

ところが，HBMの仮定に反し〈子宮頸がんの脅威〉は脅威が高いほど接種の確率が低くなることが示された（-.089）。

次に“ベネフィット・バリアの認識”を規定するパスを見ると，『家族構成』で両親と同居していること，〈家族の健康意識〉が高いほど〈ワクチン接種の肯定感と関心の高さ〉は高く，〈ワクチン接種の時間と費用のバリア〉は低いことが示された。また，〈家族の健康意識〉や『子宮頸がん・予防ワクチンに関する知識』は高いほど〈ワクチン接種への消極的態度・困難感〉が低くなることが示された。しかし，このパスモデルでは，〈ワクチンに対する不安〉を規定する有意なパスは認められなかった。

また，〈子宮頸がんの脅威〉は『家族構成』で両親と同居していることと，〈家族の健康意識〉，〈ワクチン接種の話題との接触〉が高いほど高くなっていた。

2．HBMを修正した枠組みに基づく解析

オリジナルのHBMを適応した場合，〈子宮頸がんの脅威〉がワクチン接種を抑制する関係にあったこと，〈ワクチンに対する不安〉の要因が認めら

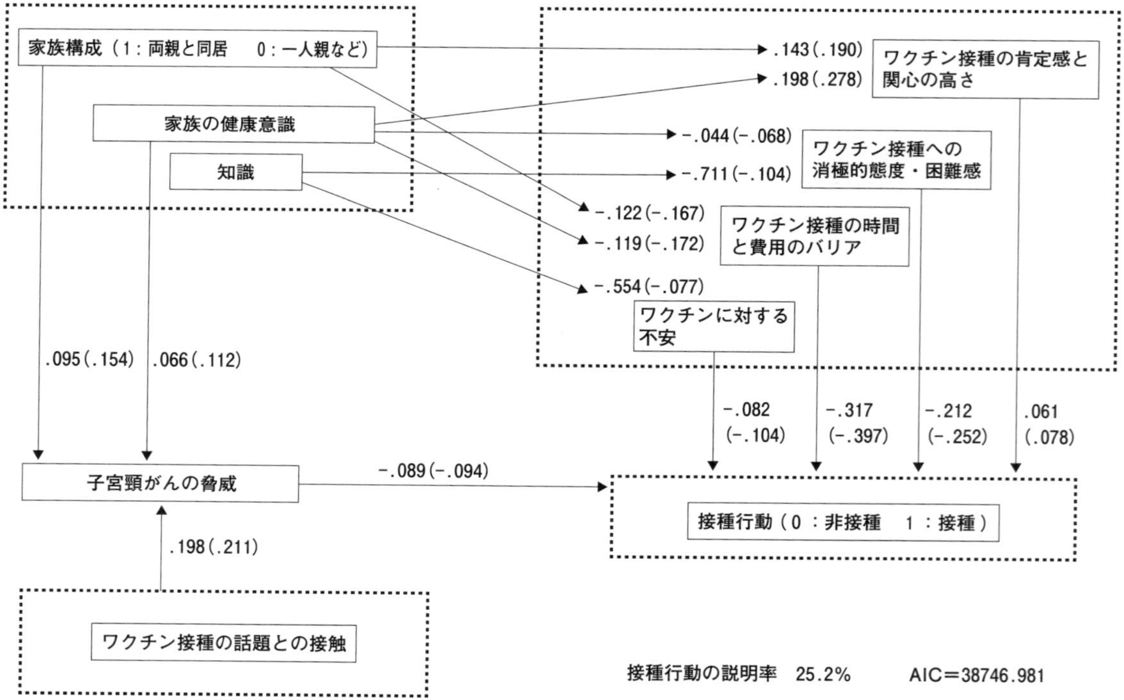

注）有意なパスのみ残し，非標準化係数（標準化係数）を表記した

図3-2　HBM に基づく女子高校生のワクチン接種行動モデルとパス係数

れなかったこと，さらに我々が着目している保護者の意見など環境との調整をはかる力が組み入れられていない点から，HBMを修正して解析を行った。すなわち，質的研究の結果をもとにHBMのパスに〈接種に向けた調整力〉を媒介変数として追加し，“修飾因子”，“病気の脅威”，“行動のきっかけ”からそれぞれ〈接種に向けた調整力〉へのパス，〈接種に向けた調整力〉から“ベネフィット・バリア”へのパスを設定しパス解析を行った（図3-3)。先の解析と同様に有意でないパスを一つずつ削除し有意なパスを残しながら分析を繰り返した結果，最終的には図3-4のパス図が得られた。このモデルによる接種行動の説明率は26.0％であった。また，モデルの適合度を示すAICは31024.35であった。

まず，接種行動へのパスを見てみるとオリジナルのHBMと同様に，“ベネフィット・バリアの認識”とワクチン接種行動の関連はHBMの仮定どおりであった。すなわち，ワクチン接種へのバリアが高いほどワクチン接種の確率が低く（〈ワクチン接種への消極的態度・困難感〉（パス係数以下同 -.212)，〈ワクチン接種の時間と費用のバリア〉（-.317)，〈ワクチンに対する不安〉（-.082)），逆にワクチン接種への肯定感が高いほど（〈ワクチン接種の肯定感と関心の高さ〉（.061)）ワクチン接種の確率が高いことが示された。そして，〈子宮頸がんの脅威〉も同様にHBMに反し脅威が高いほど接種の確率が低くなることが示された（-.089)。

ところが，〈接種に向けた調整力〉を追加したことで〈子宮頸がんの脅威〉は高いほど〈接種に向けた調整力〉を高め，その〈接種に向けた調整力〉は高いほどワクチン接種のバリアを低くし（〈ワクチン接種への消極的態度・困難感〉（-.177)，〈ワクチン接種の時間と費用のバリア〉（-.160)，〈ワクチンに対する不安〉（-.097)），逆にワクチン接種への肯定感を高めることで（〈ワクチン接種の肯定感と関心の高さ〉（.157)）間接的に接種行動の確率を上げることが明らかになった。つまり，〈子宮頸がんの脅威〉はワクチン接種を抑制する方向性に加え，ワクチン接種を促進する方向にも働いていた。また，オリジナル

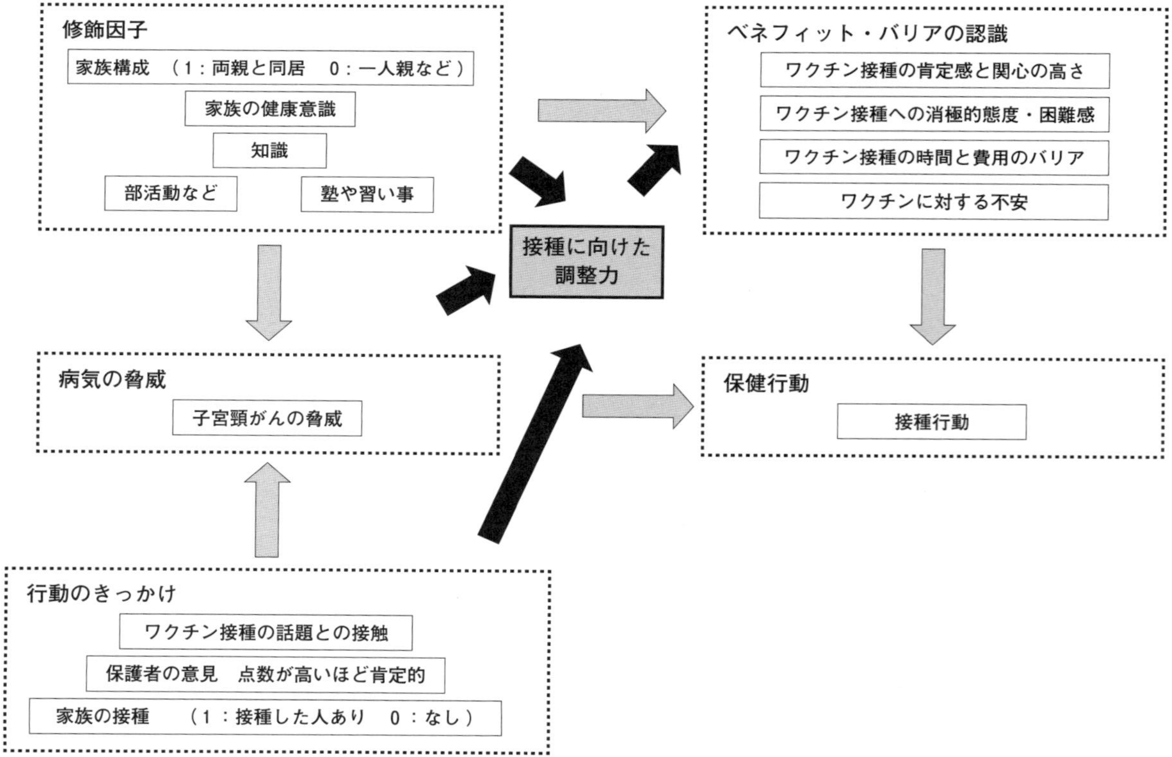

図3-3　修正 HBM に基づく女子高校生のワクチン接種行動モデル

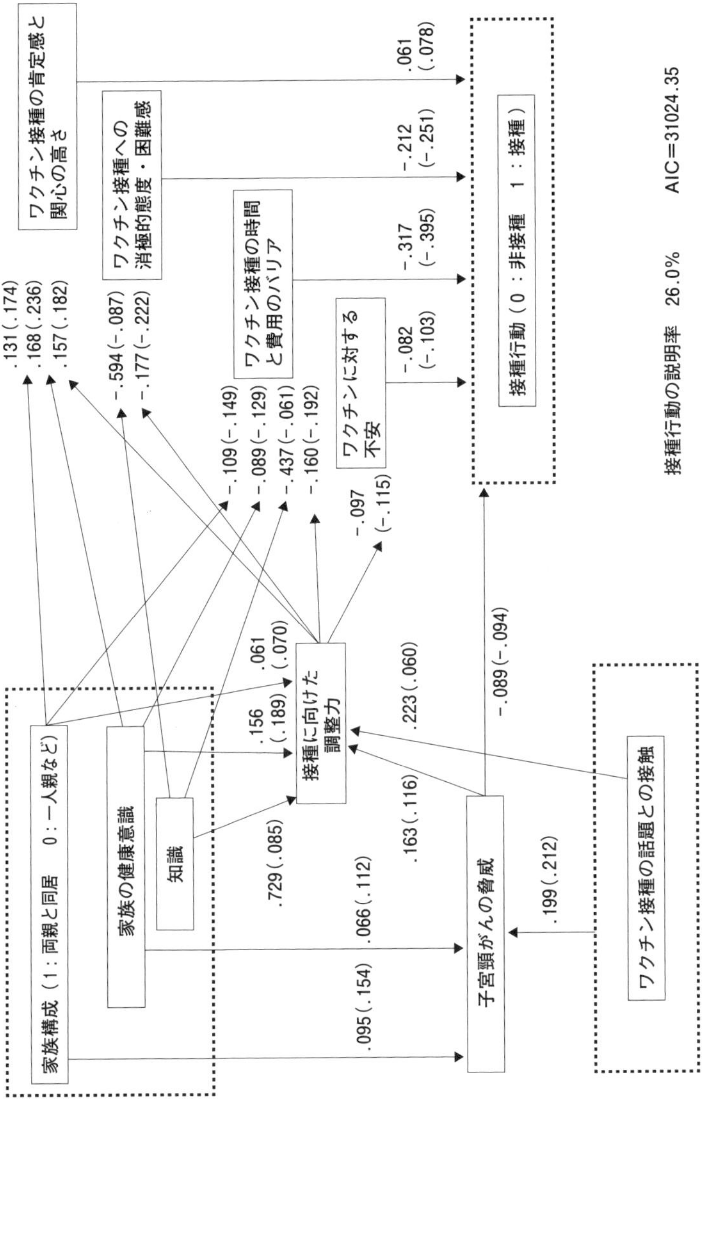

注）有意なパスのみ残し，非標準化係数（標準化係数）を表記した

図3-4　修正HBMに基づく女子高校生のワクチン接種行動モデルとパス係数

HBMでは〈ワクチンに対する不安〉に影響する要因が特定されなかったが，〈接種に向けた調整力〉が〈ワクチンに対する不安〉(-.097) に影響することを明らかにできた。

一方，〈接種に向けた調整力〉を高める要因は，『家族構成』では親と同居していること，〈家族の健康意識〉が高いこと，『子宮頸がん・予防接種に関する知識』が豊富であること，そして，〈ワクチン接種の話題との接触〉，〈子宮頸がんの脅威〉が高いことであった。

2．考察

1）子宮頸がん予防ワクチン接種行動の予測モデル

オリジナルHBMに〈接種に向けた調整力〉を追加したことにより，女子高校生のワクチン接種行動をより明確に説明することができた。また，モデルの適合度指標であるAICの値から，よりよく適合していることが明らかになった。

両モデルともに，HBMの仮定どおり“ベネフィット・バリアの認識”のワクチン接種へのバリアが高いほどワクチン接種の確率が低く，逆にワクチン接種への肯定感が高いほどワクチン接種の確率が高いことが示された。そして，HBMオリジナルのモデルでは〈ワクチンに対する不安〉を説明する要因は特定されなかったが，〈接種に向けた調整力〉を加えたモデルでは〈接種に向けた調整力〉がそれを説明することが明らかになった。つまり，〈接種に向けた調整力〉は“ベネフィット・バリアの認識”の要因を説明しており，接種か非接種かの説明に重要な要因であることが示唆された。

また，両者のモデルにおいて，HBMの仮定に反して，〈子宮頸がんの脅威〉は脅威が高いほど接種の確率が低くなっていた。ところが，〈接種に向けた調整力〉を追加したモデルでは，〈子宮頸がんの脅威〉は〈接種に向けた調整力〉を媒介として接種行動を促進している。すなわち，脅威を感じることで〈接種に向けた調整力〉を高め，間接的に接種を促す方向へはたらく新たな可能性があることを示唆している。〈子宮頸がんの脅威〉は直接的には接種行動を抑制し，間接的には接種行動を促進する両方の働きが認められた。〈子宮頸がんの脅威〉が高いことで，接種行動を抑制した理由については，脅威を強く感じることによる回避という情動焦点型コーピング[5)]と解釈することができるのではないだろうか。

本研究の HBM による説明率は，Bennett ら[1)]が報告した女子大学生のワクチン接種意思の説明率43%に比較すると低い結果であった。これは，本研究では接種意思ではなく実際の接種行動の説明率であったためと推測される。そして，〈接種に向けた調整力〉を追加したことによる接種行動の説明率の変化は，25.2%から26.0%と予測したほどの大きな改善はみられなかった。したがって，〈接種に向けた調整力〉は接種行動の説明率を上げる要因というよりも，女子高校生の接種行動を説明する際，要因間の関係をより明確に説明できる媒介変数であると考えられる。

2）〈接種に向けた調整力〉の意義と健康教育上の課題について

〈接種に向けた調整力〉は高校生の自律の側面の一つであるとともに，高校生の保健行動を説明する際に重要な要因である。自らが接種意思を持っていても，時間や費用，保護者との関係によっては実際の接種に至らない場合があり，それを克服し接種を現実的にする力を〈接種に向けた調整力〉と捉えることができる。したがって，成人に移行する途上の女子高校生のワクチン接種行動を説明するためには，HBM に高校生特有の要因としての〈接種に向けた調整力〉を新たに加えることが必要である。この〈接種に向けた調整力〉は成人では持ち合わせている要素であるが，思春期から成人に向かう高校生にとっては形成途上にあり，さらに個人差もある要素であると考えられる。そして，本研究の結果から，〈接種に向けた調整力〉は知識や，家族の要因や話題との接触などの影響を受けることも明らかになった。

女子高校生は未成年であることから，自身の意向と保護者の意向が対立する場合には保護者の意思が尊重されるという側面もある。しかし，子どもの権利条約[6]では子どもの年齢及び成熟度に応じて正当に重視されなければならないと保障しており，高校生期は社会的自立に向けて自らの意思と責任でよりよい選択を行い，課題や葛藤に積極的に取り組み，解決に向けての意思決定能力を育成する時期とされている[7]。したがって，保護者との意見の食い違いをどう解決していくかという点も含めて判断し決定し行動につなげていける力，すなわち〈接種に向けた調整力〉の発達状況を考慮した保健行動モデルが必要になる。

ワクチン接種に関しての教育上の課題は，『知識』や〈保護者の健康意識〉が，直接“ベネフィット・バリアの認識”に影響していることや，〈ワクチン接種の話題との接触〉とともに，〈接種に向けた調整力〉を介して間接的に影響していることから，一つには保護者も対象に含めた知識や情報の提供，話題に触れる機会を増やすことが重要である。これまでの研究で知識の乏しさが指摘され[8~10]，また，予防できるがんがあることを知る機会を与えること，ウイルス，免疫，がんなどの科学教育の題材として興味をもたせることの重要性が指摘されている[11]。そして，〈子宮頸がんの脅威〉の扱い方であるが，直接的には接種を抑制し間接的には接種を促進することから，〈子宮頸がんの脅威〉を強調するだけの教育ではなく，“ベネフィット・バリアの認識”に繋げて思考できるような教育が必要と思われる。

3．まとめ

女子高校生のワクチン接種に関する態度要因には，高校生期に特徴的である〈接種に向けた調整力〉といった要因が含まれていた。そして，女子高校生のワクチン接種行動を説明するためには，オリジナル HBM に自律性の一側面である〈接種に向けた調整力〉を加える必要があることが示唆された。

第三章文献

1）Bennett KK, Buchanan JA, Adam AD. Social-cognitive predictors of intention to vaccinate against the human papillomavirus in college-age women. J Soc Psychol 2012; 152(4): 480-492.

2）Gerend MA, Shepherd JE. Predicting human papillomavirus vaccine uptake in young adult women: ―comparing the health belief model and theory of planned behavior. Ann Behav Med 2012; 44(2): 171-180.

3）Krawczyk AL, Perez S, Lau E, et al. Human papillomavirus vaccination intentions and uptake in college women. Heath Psychol 2012; 31(5): 685-693.

4）小杉考司，清水裕士．M-plus とRによる構造方程式モデリング入門．北大路書房；2014．118-133.

5）Glanz K, Rimer BK, Lewis FM. 曽根智史，湯浅資之，渡部基他訳．健康行動と健康教育　理論，研究，実践．医学書院；2006．177-192.

6）子どもの権利条約全文．http://www.unicef.or.jp/about_unicef/about_rig_all.html（平成28年6月24日アクセス）

7）文部科学省国立教育政策研究所生徒指導研究センターキャリア発達にかかわる諸能力の育成に関する調査研究報告書平成23年3月
http://www.nier.go.jp/shido/centerhp/22career_shiryou/pdf/career_hattatsu_all.pdf　（平成28年6月24日アクセス）

8）野口真由，杉浦絹子．看護系大学の女子大学生がもつ子宮頸がん予防に関する知識と意識の現状．三重看護学誌2011；13：131-139.

9）和泉美枝，眞鍋えみ子，吉岡友香子．女子大学生の子宮頸がん検診受診とHPVワクチン接種行動の関連要因に関する研究．母性衛生2013；54(1)：120-129.

10）海老原直子，小牧宏一，吉田由紀．子宮頸がん検査およびHPV予防ワクチン接種に対する大学生の意識．埼玉県立大学紀要2011；13：57-65.

11）宮城悦子．学校におけるHPVワクチンの啓発活動のポイント．思春期学2011；29(2)：196-201.

第四章　女子高校生における子宮頸がん予防ワクチンの接種意向の予測

女子高校生のワクチン接種に関する態度要因には，高校生期に特徴的である〈接種に向けた調整力〉といった要因が含まれていた。そして，女子高校生のワクチン接種行動を説明するためには，オリジナル HBM に自律性の一側面である〈接種に向けた調整力〉を加える必要があることが示唆された。第三章では，子宮頸がん予防ワクチン接種行動を目的変数としてモデルを検討したが，本章では，“ワクチン接種の意向”を目的変数とし，HBM に〈接種に向けた調整力〉を加えて保健行動モデルを検討した。すなわち，子宮頸がん予防ワクチンを受けていない女子高校生を対象に，HBM オリジナルの枠組みと，HBM に思春期特有の要因である〈接種に向けた調整力〉を加えた枠組みにより，女子高校生の子宮頸がん予防ワクチン接種の意向を説明することを本章の目的とした。

第１節　研究方法

１．調査時期と分析対象

調査時期は2012年（平成24年）１～３月であり，子宮頸がん等ワクチン接種緊急促進事業実施期間中であった。１年生～３年生の合計2,642名より回答が得られた。本章ではワクチン接種を受けていない生徒の今後のワクチン接種の意向の特徴を明らかにするために，子宮頸がん予防ワクチンを接種していないと回答した生徒を分析の対象とした。ワクチン接種を一度も接種していない生徒は1,018名（45.9%）であったが，分析に用いる変数に欠損のない，１年生194名，２年生240名，３年生570名の合計1,004名を分析の対象とした。

2．使用変数

使用した変数は，子宮頸がん予防ワクチン接種の意向，子宮頸がん・予防ワクチンに関する知識，子宮頸がん・予防ワクチンに対する態度，家族構成，家族の接種，接種に対する保護者の意見などであった。

3．分析方法

子宮頸がん予防ワクチンの接種の意向は，４択で回答を求め，“ぜひ受けたい”“どちらかというと受けたい”と回答した者を「受けたい」，“できれば受けたくない”“絶対に受けたくない”と回答した者を「受けたくない」とした。そして，「受けたくない」と回答した群を０とし参照カテゴリーとした。子宮頸がん・予防ワクチンに関する知識は15項目について「知っていた」，「知らなかった」の２択で回答を求め，「知っていた」と回答した数を知識得点とした。次に，子宮頸がん・予防ワクチンに対する態度は各項目に，１（まったくあてはまらない）から５（かなりあてはまる）の５択で回答を求め，８要因ごとの尺度得点を算出した。

そして，ワクチン接種の意向（受けたくない＝０，受けたい＝１）を従属変数とし，家族要因，子宮頸がん・予防接種に関する知識，子宮頸がん・予防接種に対する態度８要因の影響を単変量ロジスティック回帰分析で検討した。

次に，HBMの枠組みを基に，子宮頸がん・予防接種に対する各態度因子（〈　〉で表示），その他の要因（『　』で表示）のパスモデルを描き，構造方程式モデリングにより分析を行った。なお，学年については，子宮頸がん等ワクチン接種緊急促進事業の対象である１～２年生と非対象である３年生では接種率も異なり，本来であれば別々に分析するべきであるが，別々に分析するにはサンプル数が少なすぎるため同時に分析を行った。そのため，パスモデルでは学年による影響を考慮し，学年からのパスを引いて分析を行った。

記述統計およびロジスティック回帰分析には統計ソフト SPSS 19を，構造方程式モデリングには統計ソフト M-plus v7.2を用い，ロバスト最尤法を採用した[1)]。

第2節　分析対象者の概要

分析対象者1,004名のうち，子宮頸がん等ワクチン接種緊急促進事業の対象学年である1～2年生は434名（43.2%），対象外学年である3年生は570名（56.8%）であった．全体の約80%は両親と同居しており，約20%がひとり親などであった。家族の接種では，接種した人がいると回答した割合は13.4%，いないと回答した割合は86.6%であった。保護者の意見は「受けた方がよい」と「どちらかというと受けた方がよい」を合わせると約75%にのぼった（表4-1）。

表4-1　ワクチン接種の意向と対象者の基本的特性　n＝1,004

		人	（%）
接種の意向	ワクチン接種を受けたい	791	（78.8）
	ワクチン接種を受けたくない	213	（21.2）
（対象者の基本的特性）			
学年	事業対象学年（1～2年生）	434	（43.2）
	事業非対象学年（3年生）	570	（56.8）
家族構成	両親と同居している	808	（80.5）
	一人親と同居または親と同居していない	196	（19.5）
家族の接種	家族に接種した人がいる	135	（13.4）
	家族に接種した人はいない	869	（86.6）
保護者の意見	4　受けた方がよい	317	（31.6）
	3　どちらかというと受けた方がよい	433	（43.1）
	2　どちらかというと受けなくてよい	172	（17.1）
	1　受けなくて良い	82	（8.2）

第３節　接種の意向と各変数との関連

１．接種の意向

子宮頸がん予防ワクチンの接種の意向は，“ぜひ受けたい”198名（19.7%），“できれば受けたい”593名（59.1%），で「受けたい」が791名（78.8%），“どちらかというと受けたくない”192名（19.1%），“絶対に受けたくない”21名（2.1%）であり，「受けたくない」は213名（21.2%）であった。

２．接種の意向に関連する要因

子宮頸がん・予防接種に関する知識の得点の平均，および態度の尺度ごとの得点を表4-2に示した。知識の得点の平均は，接種の意向による有意な差がみられなかったが，態度尺度はすべてに有意な差が生じており，〈家族の健康意識〉，〈ワクチン接種の話題との接触〉，〈接種に向けた調整力〉，〈子宮頸がんの脅威〉，〈ワクチン接種の肯定感と関心の高さ〉は，受けたい群で有意に得点が高く，逆に，〈ワクチン接種への消極的態度・困難感〉，〈ワクチンに対する不安〉，〈ワクチン接種の時間と費用のバリア〉は，受けたくない群で有意に得点が高かった。

次に，単変量ロジスティック回帰分析の結果を表4-3に示した。子宮頸がん等ワクチン接種緊急促進事業の対象学年か否か（オッズ比以下 OR：1.171），家族内の接種者の有無（OR：0.882），保護者の意見のうち「どちらかというと受けなくてよい」（OR：0.753），「受けなくてよい」（OR：0.716）が接種の意向に影響していた。また，子宮頸がん・予防接種に対する態度は８要因すべてが，接種に意向に有意な関連がみられた。すなわち，〈家族の健康意識〉（OR：1.014），〈ワクチン接種の話題との接触〉（OR：1.011），〈接種に向けた調整力〉（OR：1.010），〈子宮頸がんの脅威〉（OR：1.036），〈ワクチン接種の

表4-2　子宮頸がん・予防ワクチンに関する知識，態度の平均得点　n＝1,004

	M (SD)			※ t-test
	全体 n＝1,004	受けたい n＝791	受けたくない n＝213	
子宮頸がん・予防ワクチンに関する知識	4.1(3.37)	4.2(3.36)	3.7(3.40)	
子宮頸がん・予防ワクチンに対する態度				
家族の健康意識	14.4(4.02)	14.7(4.00)	13.3(4.04)	***
	2.9(0.80)	**2.9(0.79)**	**2.7(0.81)**	***
ワクチン接種の話題との接触	8.7(2.95)	8.9(2.89)	8.3(3.12)	*
	2.9(0.98)	**3.0(0.96)**	**2.8(1.04)**	*
接種に向けた調整力	13.4(3.12)	13.5(3.08)	12.9(3.24)	*
	3.4(0.78)	**3.4(0.77)**	**3.2(0.81)**	*
子宮頸がんの脅威	12.0(2.48)	12.2(2.43)	10.9(2.39)	***
	4.0(0.83)	**4.1(0.81)**	**3.6(0.80)**	***
ワクチン接種の肯定感と関心の高さ	13.7(3.01)	14.3(2.80)	11.5(2.65)	***
	3.4(0.75)	**3.6(0.70)**	**2.9(0.66)**	***
ワクチン接種への消極的態度・困難感	9.7(2.58)	9.4(2.56)	10.7(2.40)	***
	2.4(0.64)	**2.4(0.64)**	**2.7(0.60)**	***
ワクチンに対する不安	10.5(2.63)	10.4(2.55)	11.1(2.84)	**
	3.5(0.88)	**3.5(0.85)**	**3.7(0.95)**	**
ワクチン接種の時間と費用のバリア	11.1(2.28)	11.0(2.28)	11.5(2.22)	**
	3.7(0.76)	**3.6(0.76)**	**3.8(0.74)**	**

M：平均　SD：標準偏差　　※　$^{*}p<.05$　$^{**}p<.01$　$^{***}p<.001$
下段は各因子得点を項目数で除したM，SD

肯定感と関心の高さ〉（OR：1.054）は，高いことが接種の意向を高め，逆に，〈ワクチン接種への消極的態度・困難感〉（OR：0.968），〈ワクチンに対する不安〉（OR：0.984），〈ワクチン接種の時間と費用のバリア〉（OR：0.982）は，高いことで接種の意向を低下させていた。しかしながら，『子宮頸がん・予防ワクチンに関する知識』は接種の意向に対して有意な影響がみられなかった。

表4-3　接種の意向[注1)]を従属変数とした単変量ロジスティック回帰分析の結果

n=1,606

		OR	95%CI	※p
基本的属性・家族背景				
学年	事業対象学年（１～２年生）	1		
	事業非対象学年（３年生）	1.171	1.114-1.231	***
家族構成	両親と同居している	1		
	一人親と同居または親と同居していない	1.004	0.942-1.070	
家族の接種	家族に接種した人がいる	1		
	家族に接種した人はいない	0.882	0.820-0.950	**
保護者の意見	4　受けた方がよい	1		
	3　どちらかというと受けた方がよい	0.984	0.930-1.041	
	2　どちらかというと受けなくてよい	0.753	0.701-0.810	***
	1　受けなくて良い	0.716	0.652-0.787	***
保護者の経済的負担	4　かなり負担だと思う	1		
	3　やや負担だと思う	0.986	0.712-1.367	
	2　あまり負担ではないと思う	0.794	0.473-1.331	
	1　ほとんど負担ではないと思う	0.515	0.224-1.185	
知識・態度				
子宮頸がん・予防ワクチンに関する知識		1.007	0.999-1.014	
子宮頸がん・予防ワクチンに対する態度				
家族の健康意識		1.014	1.008-1.020	***
ワクチン接種の話題との接触		1.011	1.002-1.019	*
接種に向けた調整力		1.010	1.002-1.019	*
子宮頸がんの脅威		1.036	1.025-1.046	***
ワクチン接種の肯定感と関心の高さ		1.054	1.046-1.062	***
ワクチン接種への消極的態度・困難感		0.968	0.959-0.977	***
ワクチンに対する不安		0.984	0.975-0.993	**
ワクチン接種の時間と費用のバリア		0.982	0.971-0.993	**

注1　接種したくない＝0　接種したい＝1　　参照カテゴリ：接種したくない

※　$^{*}p<.05$　　$^{**}p<.01$　　$^{***}p<.001$

第４節　構造方程式モデリングによるパス解析

1．HBM オリジナルの枠組み

まず初めに，HBM の枠組みのモデル[2)]としてパスを想定した（図4-1）。

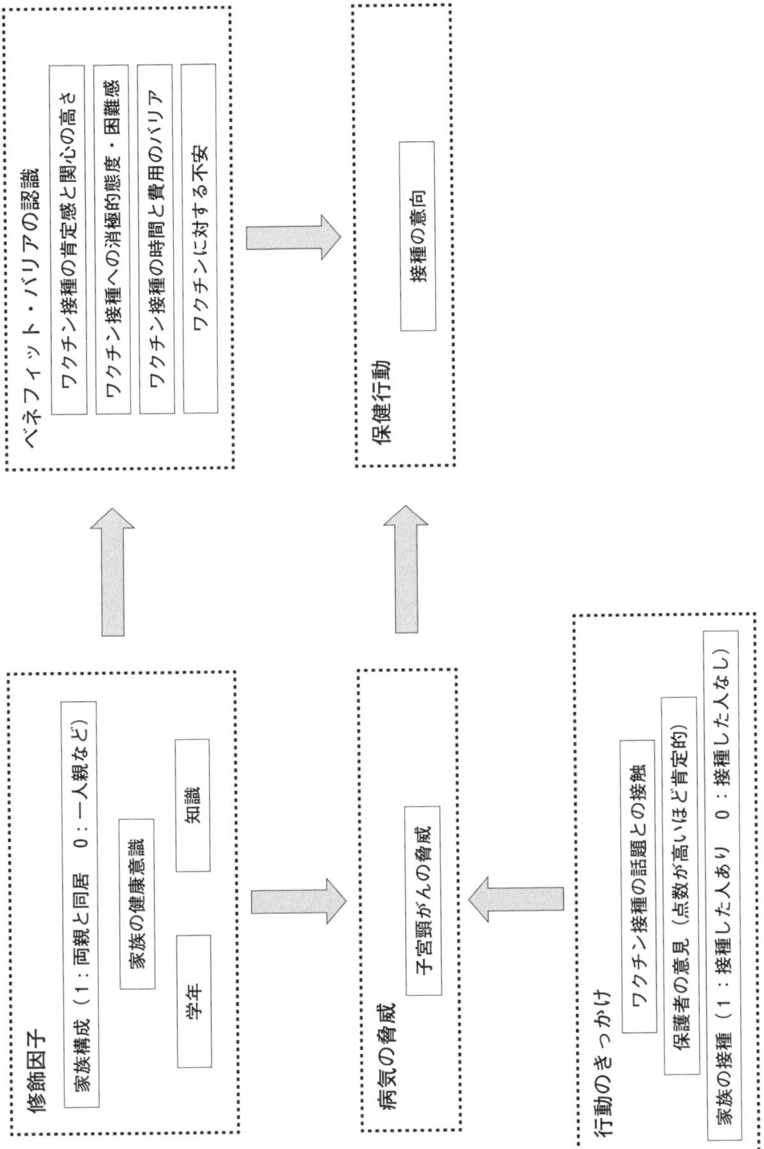

図4-1　HBMに基づいたワクチン接種の意向を予測するモデル

すなわち，“修飾因子”（『家族構成』，〈家族の健康意識〉，〈子宮頸がん・予防接種に関する知識〉，『学年』）から“ベネフィット・バリアの認識”（〈ワクチン接種の肯定感と関心の高さ〉，〈ワクチン接種への消極的態度・困難感〉，〈ワクチン接種の時間と費用のバリア〉，〈ワクチンに対する不安〉）へのパス，“修飾因子”および“行動のきっかけ”（〈ワクチン接種の話題との接触〉，『保護者の意見』，『家族の接種』）から“病気の脅威”（〈子宮頸がんの脅威〉）へのパス，そして，“病気の脅威”からワクチン接種の意向，さらに“ベネフィット・バリアの認識”からワクチン接種の意向へのパスを想定した。

有意なパスを残しながら，分析を続けた結果，最終的には図4-2のとおりのパス図が完成し，接種の意向の説明率は35.5%であった。また，AIC は24287.889であった。接種の意向へは，〈ワクチン接種の肯定感と関心の高さ〉（パス係数以下同.391），〈ワクチンに対する不安〉（-.126）と，『学年』（.914）から有意なパスが示された。そして，『学年』から〈ワクチン接種の肯定感と関心の高さ〉（.460），〈ワクチンに対する不安〉（-.495）の因子に，〈家族の健康意識〉から，〈ワクチンに対する不安〉（.048）へ有意なパスが認められた。しかし，HBM の特徴的な要因である，“病気の脅威”や“行動のきっかけ”の要因は接種の意向に有意な関連を示さなかった。

2．HBM を修正した枠組み

次に，HBM のパスに〈接種に向けた調整力〉を追加し，“修飾因子”，“病気の脅威”，“行動のきっかけ”からそれぞれ〈接種に向けた調整力〉へのパス，さらに〈接種に向けた調整力〉から“ベネフィット・バリアの認識”へのパスを追加して分析した（図4-3）。有意なパスを残しながら，分析を続けた結果，最終的には図4-4のとおりのパス図が完成し，接種意向の説明率は35.4%であった。また，AIC は29085.936であった。

まず，接種の意向への有意なパスを示した要因は，〈ワクチン接種の肯定感と関心の高さ〉（パス係数以下同.391），〈ワクチンに対する不安〉（-.126）と，

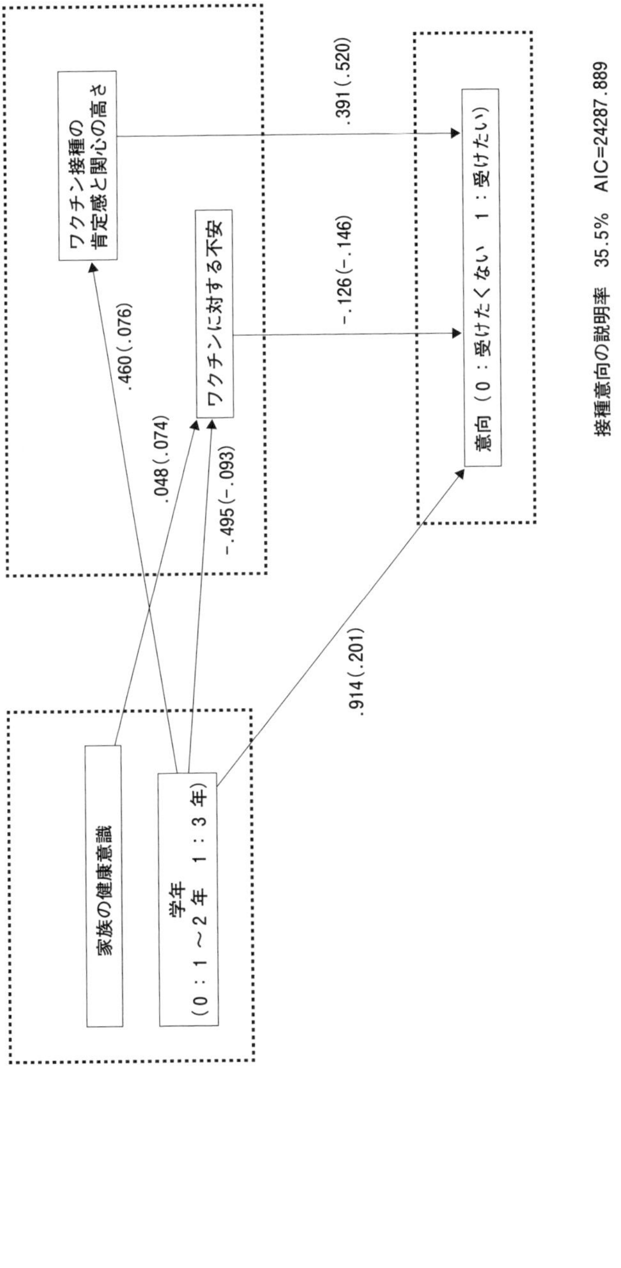

注）有意なパスのみ残し，非標準化係数（標準化係数）を表記した

図4-2　HBMに基づく女子高校生のワクチン接種の意向とパス係数

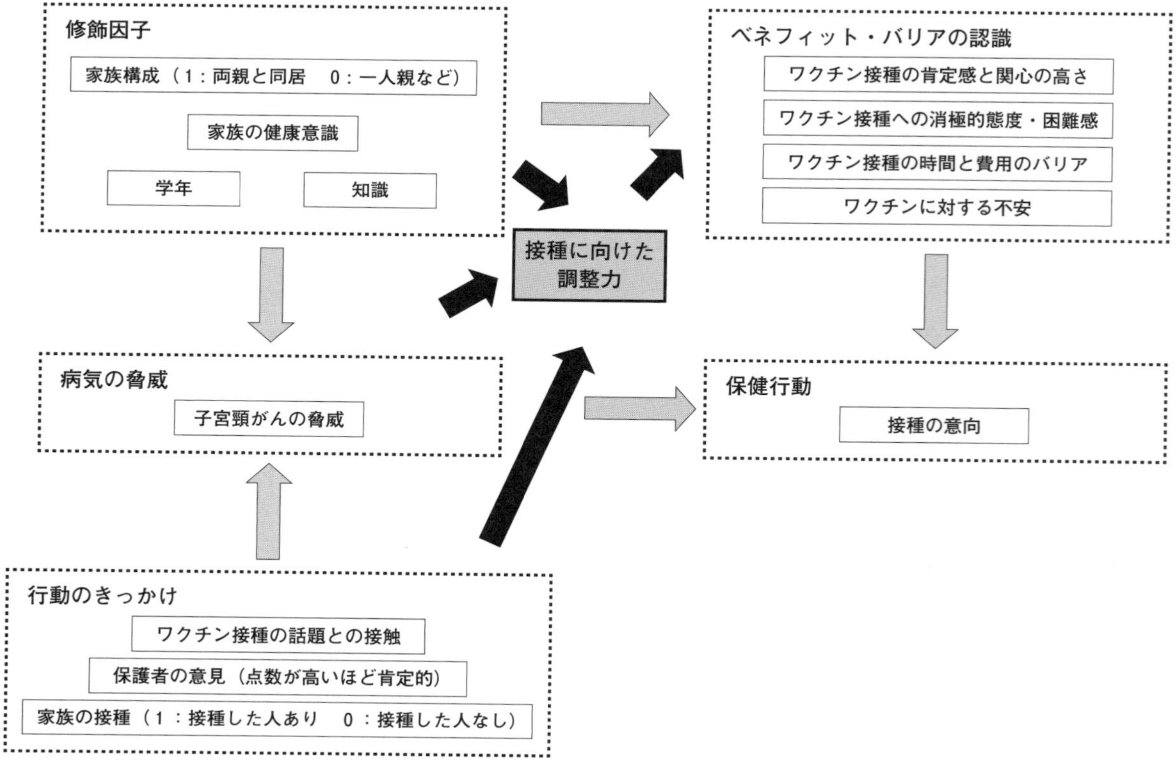

図4-3　修正 HBM に基づいたワクチン接種の意向を予測するモデル

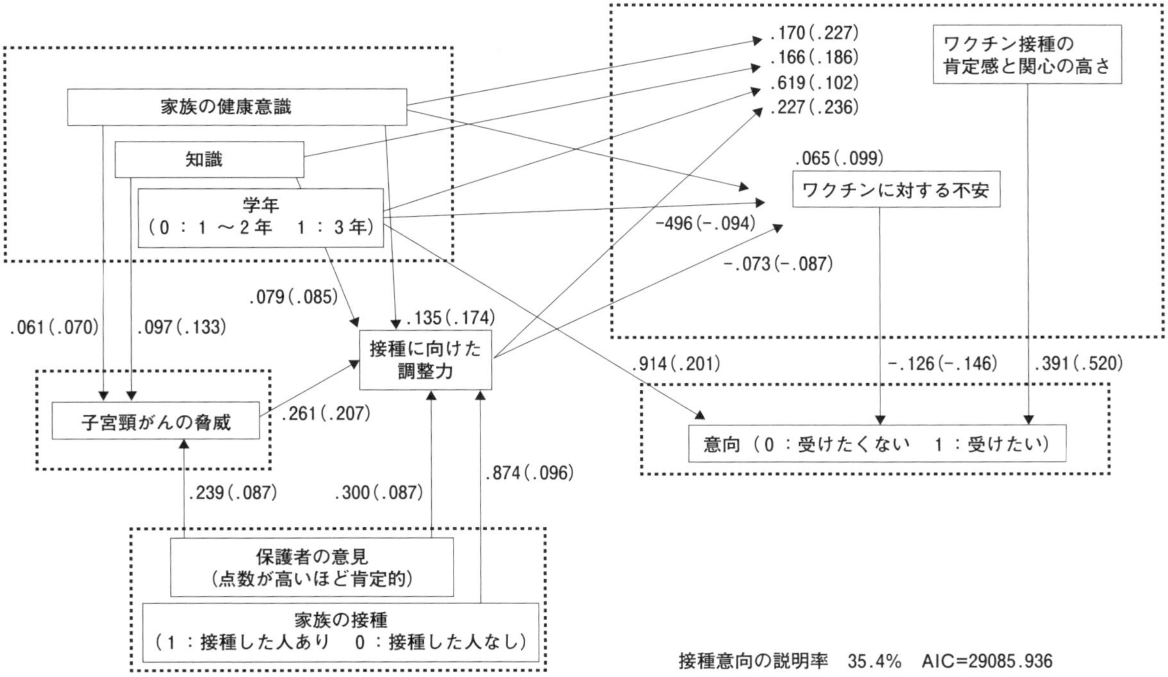

注）有意なパスのみ残し，非標準化係数（標準化係数）を表記した

図4-4　修正 HBM に基づく女子高校生のワクチン接種の意向とパス係数

『学年』（.914）であり，オリジナル HBM の結果と同様であった。そして〈ワクチン接種の肯定感と関心の高さ〉は，〈家族の健康意識〉（.170）と『子宮頸がん・予防ワクチンに関する知識』（.166）からも有意なパスを受けていた。

次に，オリジナル HBM では有意でなかった，〈子宮頸がんの脅威〉，『保護者の意見』，『家族の接種』といった要因が見いだされ，〈子宮頸がんの脅威〉は，〈家族の健康意識〉（.061），『子宮頸がん・予防ワクチンに関する知識』（.097），『保護者の意見』（.239）から有意なパスを受けていた。さらに，〈子宮頸がんの脅威〉（.261），〈家族の健康意識〉（.135），『子宮頸がん・予防ワクチンに関する知識』（.079），『保護者の意見』（.300），『家族の接種』（.874）は〈接種に向けた調整力〉への有意なパスを示していた。そして，〈接種に向けた調整力〉から，〈ワクチン接種の肯定感と関心の高さ〉（.227），〈ワクチンに対する不安〉（-.073）への有意なパスを認めた。しかし，〈子宮頸がんの脅威〉から直接，接種の意向へのパスは認められなかった。

3．考察

ワクチン接種を受けたい生徒は78.8%で，８割近くが受ける意向を示していた。これは子宮頸がん等ワクチン接種緊急促進事業の実施期間であることも影響していると思われる。現在のワクチン接種の積極的接種の勧奨を控える勧告がなされている時期ではまた割合は異なると推測される。

構造方程式モデリングの結果，HBM オリジナルの枠組みでは，接種の意向を説明する要因は，『学年』，〈ワクチン接種の肯定感と関心の高さ〉，〈ワクチンに対する不安〉であった。つまり，事業の対象学年でないこと，〈ワクチン接種の肯定感と関心の高さ〉が高いこと，〈ワクチンに対する不安〉が低いことが接種意向を高めていた。さらに，対象学年でないことにより〈ワクチン接種の肯定感と関心の高さ〉は高められ，同時に〈ワクチンに対する不安〉は低められて間接的にも接種の意向を高めていた。また同時に，

〈家族の健康意識〉が高いことは〈ワクチンに対する不安〉を高め，間接的に接種の意向を低くするというメカニズムが認められた。健康意識の高い保護者の存在は，承認されたばかりの新しいワクチンへの副反応などの懸念につながったことが推察される。

さらに，HBMの要因に〈接種に向けた調整力〉を加えたモデルで分析を行った。HBMオリジナルの枠組みの分析と同様に，接種の意向を高める要因は，『学年』，〈ワクチン接種の肯定感と関心の高さ〉，そして〈ワクチンに対する不安〉の3つであった。そして，〈ワクチン接種の肯定感と関心の高さ〉を説明する要因として新たに〈家族の健康意識〉と『子宮頸がん・予防接種に関する知識』が見いだされ，〈家族の健康意識〉が高いほど，また，『子宮頸がん・予防接種に関する知識』が豊富であることが〈ワクチン接種の肯定感と関心の高さ〉を高めていた。さらに，オリジナルHBMでは有意でなかった，〈子宮頸がんの脅威〉，『保護者の意見』，『家族の接種』といった要因が見いだされ，〈家族の健康意識〉が高いこと，『子宮頸がん・予防ワクチンに関する知識』が豊富であること，『保護者の意見』が肯定的であるほど〈子宮頸がんの脅威〉が高まることが示された。しかし，〈子宮頸がんの脅威〉は直接接種の意向に影響してはおらず，HBMの理論とは異なる結果であった。しかし，〈子宮頸がんの脅威〉が高まることで〈接種に向けた調整力〉が高まり，その〈接種に向けた調整力〉は，〈ワクチン接種の肯定感と関心の高さ〉と〈ワクチンに対する不安〉に影響し，接種の意向を決めるという説明が可能である。〈子宮頸がんの脅威〉は，直接的に接種の意向に影響するのではなく，〈接種に向けた調整力〉，〈ワクチン接種の肯定感と関心の高さ〉，そして〈ワクチンに対する不安〉の要因を介し，間接的に接種の意向に影響することが明らかになり，脅威を強く感じるほど意向を高める傾向であることが明らかになった。

このように，HBMオリジナルの枠組みに，〈接種に向けた調整力〉を加えた分析により，接種意向の説明率は上がることはなかったが，接種の意向を予測する要因が多く見いだされ，意向を決めるメカニズムをより詳しく理解することが可能となった。

〈接種に向けた調整力〉は，ワクチン接種のために保護者と交渉することや，時間調整など，バリアへの対処方法をとることができる能力であるが，〈接種に向けた調整力〉を発揮するためには，『子宮頸がん・予防ワクチンに関する知識』を得ることや，〈子宮頸がんの脅威〉を感じることのほかに，家庭や保護者の影響も関わっていることが明らかになった。成人であれば当然身についている力であろうが，女子高校生にとっては，個人差もあり，成長発達に伴い変化していく要因であると考えられる。

本研究の結果から，『子宮頸がん・予防ワクチンに関する知識』は，〈ワクチン接種の肯定感と関心の高さ〉と〈ワクチンに対する不安〉，また〈子宮頸がんの脅威〉に影響していることから，正しい知識を伝えることがまず重要であると考えられる。特に新しいワクチンであることから，女子高校生の保護者の世代も十分な知識があるとは限らないため，保護者にも正確な知識や情報を提供することも必要であると考えられる。しかし，科学的な知識の提供は重要であるが，ワクチン接種の意思決定を支える健康教育としては十分とは言えない。〈ワクチン接種の肯定感と関心の高さ〉と〈ワクチンに対する不安〉の両者が，接種の意向に影響することから，ワクチン接種の利益や効果と同時に，不安の内訳となっているワクチンの副反応の種類や頻度，副反応が起こった場合の予防接種健康被害救済制度[3)]などの知識も提供し，そのうえで，女子高校生自身が判断できるよう，意思決定のプロセスを学べるような教育方法が必要不可欠であると思われる。そのための教材や方法論の検討もさらに必要であると考えられる。

そして，保護者との意見の食い違いをどう解決していくかという点も含めて判断し決定していける力の育成が必要ではないかと考えられる。健康に関する意思決定や行動選択といった健康教育の基礎となる力，すなわち，各年代の発達段階に応じた基礎的・汎用的能力の育成も重要課題であると考えられる。

4．まとめ

HBM オリジナルの枠組みと，HBM に思春期特有の要因である〈接種に向けた調整力〉を加えた枠組みにより，女子高校生の子宮頸がん予防ワクチン接種の意向を説明することを試みた。〈接種に向けた調整力〉を加えた分析により，接種意向の説明率の上昇は認められなかったが，接種の意向を予測する要因が多く見いだされ，意向を決めるメカニズムをより詳しく理解することが可能となった。

本研究の調査時期は子宮頸がん等ワクチン接種緊急促進事業実施中であり，積極的接種の勧奨を控えるといった勧告がなされている現在とは背景が全く異なっている。背景が異なっていることで，接種意向がある割合は本研究の結果よりも低いことが予測されるが，女子高校生の接種の意向が，〈ワクチン接種の肯定感と関心の高さ〉および〈ワクチンに対する不安〉の要因により決定される点は共通ではないかと考えられる。

新しいワクチンの使用についての意思決定は成人でも難しいと思われる。しかし，子宮頸がん予防ワクチンは思春期特有のワクチン接種であり，高校生自身の意思決定は重要である。HBM に高校生期に特徴的である〈接種に向けた調整力〉を加えることにより，この時期のワクチン接種の意向を説明することができた。ワクチン接種に関する意思決定を支える教育としては，女子高校生と保護者を対象に正確な知識と情報の提供と，意思決定のプロセスを学べるような健康教育法の必要性が示唆された。

第四章文献

1）小杉考司，清水裕士．M-plus と R による構造方程式モデリング入門，北大路書房；2014．118-133.
2） National Cancer Institute. Theory at a Glance: A Guide for Health Promotion

Practice. NIH Publication; 2005. 13-14.
3）予防接種健康被害救済制度　厚生労働省
http://www.mhlw.go.jp/bunya/kenkou/kekkaku-kansenshou20/kenkouhigai_kyusai/index.html （平成28年６月24日アクセス）

第五章　本研究の総括

2009年（平成21年）に我が国で子宮頸がん予防ワクチンが認可され，翌年には子宮頸がん等ワクチン接種緊急促進事業が開始された。そして，2013年（平成25年）4月には定期予防接種化された。日本のワクチン事情は先進国から20年遅れている[1)]といわれているが当ワクチンの定期接種化は比較的早かった。しかし，定期予防接種化後わずか2か月半の同年6月には積極的勧奨を控える勧告がなされた。このように，我が国における子宮頸がん予防ワクチンの政策はめまぐるしく，それに伴い思春期やその保護者にとっては多くの疑問や不安，戸惑いを抱えていることが想像できる。

本研究は，定期接種化される前の子宮頸がん等ワクチン接種緊急促進事業が実施されている時期に調査を行ったものである。政府の方針とすれば接種を緊急に促進するべきであっただろうが，新しいワクチンであること，任意予防接種であることなどから，接種を推奨されている人々はどう捉え，接種行動にはどのような影響要因があるのかに関心を持った。この研究の目的は，ワクチン接種率を上げるためにどうすべきという示唆を得ようとしているのではなく，女子高校生はこのような新しい保健行動をとるのにどういうメカニズムで意思決定し行動につなげるのかを明らかにすることである。折しも，子宮頸がん予防のための新しい保健行動としての「子宮頸がん予防ワクチン接種」が登場し，この行動を材料に女子高校生の保健行動モデルについて検討することを試みた。

第1節　総合考察

1．調査時期と現在の子宮頸がん予防ワクチン接種についての見解の違い

質的研究の時期は2011年（平成23年）の９～11月，量的研究の時期は2012年（平成24年）の１～３月であった。子宮頸がん等ワクチン接種緊急促進事業が終わり，４月から予防接種法の一部が改正され，定期予防接種となる直前のことであった。その時期には，一部には子宮頸がん予防ワクチンに対するネガティブキャンペーンもあったものの，当時の事業の対象者のワクチン接種割合は７割程度あり，一般的には肯定的に捉えられワクチンが受け入れられていたと考えられる。

しかし，相次ぐ重篤な副反応の報告により，同年の６月には定期予防接種のまま，積極的勧奨を控えるよう厚労省から勧告がなされた。重篤な副反応である複合性局所疼痛症候群（CRPS：Complex regional pain syndrome）のケースが報道されるなど，ワクチン接種対象者以外にも多くの国民の知るところとなった。そして，2013年（平成25年）３月には全国子宮頸がんワクチン被害者連絡会[2)]が発足し，2013年９月には薬害オンブズパースン会議より「子宮頸がんワクチン（ヒトパピローマウイルスワクチン）に関する要望書」が厚生労働大臣等にあてて提出された[3)]。今後の政府の方針などはまだ決定しておらず，2014年（平成26年）７月の厚生科学審議会予防接種・ワクチン分科会副反応検討部会でも方針の変更は議論されていない[4)]。現在の状況で，本研究で示した接種行動モデル，接種の意向モデルの適用を検討してみると，“ベネフィット・バリア”の各因子と接種行動との関連でみると，〈ワクチン接種の肯定感と関心の高さ〉は低くなり，〈ワクチン接種への消極的態度・困難感〉〈ワクチンに対する不安〉が高くなり，結果として接種行動では接種をしない確率を高めていくことが推測される。また，接種の意向モデルで

は，〈ワクチン接種の肯定感と関心の高さ〉を低め，〈ワクチンに対する不安〉を高めることでワクチン接種の意向を受けない確率を高めていくことであろう。したがって，現時点では，接種の意向，接種率ともに当時の調査に比べるとはるかに低いことが予測される。

2．高校生に特有な〈接種に向けた調整力〉という要因の抽出

日本では目新しい子宮頸がん予防ワクチン接種というトピックを前に，高校生は何を考えたのか，そして，政府が予防接種を推奨する背景のなかで，どう解釈しどういう経緯で接種に至ったのか？　あるいは接種を見合わせたのか？　この分野の研究は乏しいために，まずは探索的研究が必要であった。つまり，質的研究デザインにより女子高校生のワクチン接種に影響する要因と接種プロセスを説明することを試みた。

その結果，接種プロセスに影響する要因として38の概念が生成され８つのカテゴリーが見いだされた。そして，概念とカテゴリーを使い女子高校生の子宮頸がん予防ワクチン接種のプロセスを説明した。そして，それらはHBMの要素と類似しており，本来成人の保健行動モデルであるHBMを女子高校生の保健行動モデルに適用できる可能性を見出した。ただし，８つのカテゴリーのなかで「接種につながる調整力」はオリジナルのHBMには見られない要因であることがあきらかになった。質的研究での，「接種につながる調整力」というカテゴリーは“接種のための時間や場所などの調整”“ワクチン接種のための親の協力の要請”“母親との話し合いの必要性”“母親との話し合いの困難”といった概念より構成された。この概念は高校生の接種行動を阻む要因にはたらくことで接種行動につながることができる調整の能力を示している。この「接種につながる調整力」を含むHBMによってワクチン接種行動を説明できる可能性が示唆された。

さらに，質的研究をもとに質問紙を作成し態度尺度の作成を試みた。態度尺度は８因子より構成され，そのなかに〈接種に向けた調整力〉が含まれた。

これは質的研究の「接種につながる調整力」に相当する因子である。この因子の項目は，“接種に付き添う保護者に都合をつけてもらうことができる”“ワクチン接種の時間を確保するために，部活，習い事，塾，アルバイトなどの調整をすることができる”“接種できる病院や予約方法を自分で調べることができる”“ワクチン接種の代金を保護者または自分が用意することができる”であったが，この因子が示す態度は，自らが接種に向けて時間やお金，そして親の都合を調整するというものである。

質的研究および態度尺度作成により，思春期の保健行動を説明するためには，「接種につながる調整力」〈接種に向けた調整力〉といった要因が重要であることが明らかになった。これが，成人の保健モデルとの相違点であることが示唆された。

3．高校生の〈接種に向けた調整力〉

本研究で見いだされた〈接種に向けた調整力〉は，ワクチン接種のために保護者と交渉することや，時間調整など，バリアへの対処方法とることができる能力である。〈接種に向けた調整力〉を発揮するためには，『子宮頸がん・予防接種に関する知識』を得ることや，〈子宮頸がんの脅威〉を感じることのほかに，家族の要因や話題との接触などの影響を受けることも明らかになった。成人であれば，ほとんどが身についている力であろうが，女子高校生にとっては，個人差もあり，成長発達に伴い変化していく要因であると考えられる。つまり，〈接種に向けた調整力〉は高校生の自律の側面の一つであるとともに，高校生の保健行動を説明する際に重要な要因である。自らが接種意思を持っていても，時間や費用，保護者との関係によっては実際の接種に至らない場合があり，それを克服し接種を現実的にする力を〈接種に向けた調整力〉と捉えることができる。したがって，成人に移行する途上の女子高校生のワクチン接種行動を説明するためには，HBM に高校生特有の要因としての〈接種に向けた調整力〉を新たに加えることが必要である。

また，〈接種に向けた調整力〉が必要な場合の一つに，自身の意向と保護者の意向が対立する場合が想定される。特に高校生自身は受けたいが保護者は受ける必要はないという対立である。質的研究では概念《ワクチン接種に積極的でない母親の態度》が抽出されたが，「**母親が面倒くさがっている**」「**高校生ではまだ早い**」「**今，高いから後にしよう**」などの語りがあった。高校生は未成年であることから，保護者の意思が尊重されるという側面もある。実際は，概念《母親の意見の影響力》にある語り「**お母さんがやったほうがいいんじゃないかっていったらやるけど，やんなきゃいいんじゃないって言われたらやらないね**」のように，保護者の意見に従う場合が多いのではないだろうか。しかし，子どもの権利条約[5)]では子どもの年齢及び成熟度に応じて正当に重視されなければならないと保障しており，高校生期は社会的自立に向けて自らの意思と責任でよりよい選択を行い，課題や葛藤に積極的に取り組み，解決に向けての意思決定能力を育成する時期とされている[6)]。したがって，《ワクチン接種に積極的でない母親の態度》に対して，保護者との意見の食い違いをどう解決していくかという点も含めて判断し決定し行動につなげていける力，すなわち〈接種に向けた調整力〉が重要である。

ところで，Noom ら[7)]は，思春期の自律尺度の概念分析を行い，“認知”“感情”“調整”の３つの側面に分類している。つまり〈接種に向けた調整力〉は思春期の自律の一つの側面であり，調整の能力を測定する尺度を４つほど紹介している。心理的尺度としての“調整力”と保健行動との関連や接種に向けた調整力を高めるための健康教育の方法はさらに検討したい課題である。

４．〈接種に向けた調整力〉を追加したHBM

子宮頸がん予防ワクチンの接種行動と，接種の意向をそれぞれ目的変数として，オリジナルのHBMとHBMに〈接種に向けた調整力〉を加えた修正版HBMのモデルでパス図を描き分析した。接種行動，接種意向それぞれを，接種行動は〈接種に向けた調整力〉を追加することで説明率は25.2%から26.0%に，接種の意向は〈接種に向けた調整力〉を追加することで35.5%から35.4%に変化した。接種行動よりも接種の意向の説明率は高く，意向の方が実際の行動よりも説明しやすいことが明らかになった。さらに，接種行動を説明するのに，“ベネフィット・バリア”の4つの因子〈「ワクチン接種の肯定感と関心の高さ〉〈ワクチン接種への消極的態度・困難感〉〈ワクチン接種の時間と費用のバリア〉〈ワクチンに対する不安〉が有意に影響していたが，接種意向の説明には〈ワクチン接種の肯定感と関心の高さ〉〈ワクチンに対する不安〉の2つの因子のみが有意に影響していた。これは，接種の意向を決めるよりも，実際の接種行動を説明する方がより多くの因子の影響を受けることを示し，説明率の違いを裏付ける結果であると推察される。

接種行動および接種の意向とも，〈接種に向けた調整力〉を追加しても説明率は大きな変化はみられないものの，より多くの要因によって接種行動や接種意向を説明することができた。まず，接種行動では〈ワクチンに対する不安〉を説明する要因が見いだされ，〈子宮頸がんの脅威〉は〈接種に向けた調整力〉を介し，HBMの理論と整合する関係性を説明することができた。次に，ワクチン接種の意向は，〈接種に向けた調整力〉を加えることで“行動のきっかけ”の『保護者の意見』や『家族の接種』，〈子宮頸がんの脅威〉，『子宮頸がん・予防ワクチンに関する知識』といった要因が説明する要因として見いだされ，よりHBMに近いモデルとして構築できた。

ところで，HBMの理論では病気の脅威の高いことは，保健行動をとりやすくするとされている[8)]。しかし，女子高校生を対象にしたオリジナルHBMの分析では，他の要因をコントロールした場合に接種行動は〈子宮頸がんの脅威〉が高いことが逆に接種行動を低めていた。また，〈子宮頸がんの脅威〉の高さは接種意向には影響がなかった。なぜ，〈子宮頸がんの脅威〉が高いことが接種行動を抑制しているのかは疑問である。1つの可能性として，次のようなことを推測してみた。ストレスコーピングには，問題焦点型コーピングと情動焦点型コーピングがある[9)]が，脅威が強いというストレスフルな状況のコーピングとして，「考えないようにする」などの回避や拒否という情動焦点型コーピング行動なのではないだろうか。脅威が強いがゆえに，あえて考えない，気を逸らすために接種については考えない，接種しないという行動につながりやすいのではないかと推察される。

しかし，〈接種に向けた調整力〉を追加した修正 HBM では，接種行動も接種意向も，〈子宮頸がんの脅威〉が〈接種に向けた調整力〉を高め，〈接種に向けた調整力〉が"ベネフィット・バリア"の因子に影響し，間接的に接種行動や接種意向に影響していた。つまり，〈子宮頸がんの脅威〉が高まれば，間接的に接種をする確率を高められ，接種の意向についても接種したいという確率を高めていた。

このように，HBM に〈接種に向けた調整力〉を追加することで，女子高校生の子宮頸がん予防ワクチンの接種行動や，ワクチン接種の意向をより的確に説明できることができ，思春期の保健行動の説明には〈接種に向けた調整力〉を加えた HBM が活用可能であると考えられる。子宮頸がん予防ワクチンの研究の中で，HBM を用いたものもいくつか報告されているが，そのほとんどは HBM の構成要素を関連要因として，ワクチン接種との関連を検討したものであり，HBM 全体のモデルを構造的に検討したものではない。また，それらの研究は対象が大学生以上である。したがって，本研究は，HBM 全体のモデルを共分散構造モデルにより検討した点と，思春期の保健行動を説明するのに必要な特徴的な〈接種に向けた調整力〉という要因を見出し，それを追加した修正版 HBM の有用性を明らかにした点が大きな特徴である。

5．HBM の発展と思春期 HBM の可能性

HBM とは，「病気の重大性の知覚」「病気の罹患性の知覚」「保健行動をとることの利益」と「行動に対する障壁」の知覚，「行動のきっかけ」など

から予防行動を予測するモデルであり，修飾要因として個人特性や，知識，社会経済的要因が「病気の重大性の知覚」「病気の罹患性の知覚」「保健行動をとることの利益」と「行動に対する障壁」の知覚に影響しているとされている。この理論は1950年代に疾病予防プログラムにわずかな人しか参加しない要因を説明するために社会心理学者により考案されたとされている[9]。その後，1988年に，このHBMの信念に保健行動に対するセルフ・エフィカシーの要因が加えられた[10]。セルフ・エフィカシーは行動をとることの自分の能力への自信であり，HBMの構成要素とは別に独立してモデルに加えるべきだとの主張によるものである。高脂肪食摂取，運動不足，喫煙，安全な性行動などの生涯にわたって継続しなければならないような場合，ライフスタイルを実際に変えることができるという自信が必要となる。つまり，行動変容の意思とその維持を説明するため保健行動に対するセルフ・エフィカシーが重要である[11]。

このようなモデルの修正が行われてきているが，思春期の保健行動の説明や予測に〈接種に向けた調整力〉を追加することはどういう意味があるのだろうか。〈接種に向けた調整力〉は環境との調整を意味している。具体的には，バリアとなる費用や時間を調整することや，保護者への働きかけにより未成年である高校生にとって必要や保護者の支援を引き出すことなどである。したがって，保健行動に対するセルフ・エフィカシーとも，家族要因とも異なる要因としての位置付けである。思春期の保健行動の説明は，HBMの「病気の重大性の知覚」「病気の罹患性の知覚」「保健行動をとることの利益」と「行動に対する障壁」の知覚だけでは不十分であり，〈接種に向けた調整力〉が加わることでより明確な行動の説明が可能となると考えられる。HBMに，信念，あるいは知覚の要素とは異質なセルフ・エフィカシーが加えられたことを考えると，思春期の保健モデルに自分をとりまく環境の調整といった独立した要因を加えられることは適切だと考えられる。

6．接種意向と接種行動

本論文では，接種行動と，接種の意向をそれぞれ従属変数として説明することを試みた。接種意向は接種行動よりも少ない要因で予測が可能であり，さらに，意向の説明率は少ない要因で35％程度であったのに対し，接種行動の説明率はより多くの要因で予測しているにも関わらず25～26％という説明率であった。つまり，実際の行動を説明することはより複雑で困難であると考えられる。

一般に，好ましい保健行動を実行につなげることが健康教育上重要な課題である。しかしながら，本研究デザインは横断的調査であり，接種行動は子宮頸がん等ワクチン接種緊急促進事業の対象生徒の接種の有無を目的変数とし，接種の意向は接種をしていない生徒の接種に対する意向を目的変数とした。つまり，対象者も異なっており，“接種の意向”と実際の“接種行動”の間に介在する要因の検討は不可能であった。このような“接種の意向”と“接種行動”との関連の検討にはコホート研究のデザインが必要となるが，好ましい保健行動をとろうとする意向と実際の行動との関連の検討は重要な課題である。

7．知識と情報源

修正版 HBM の『子宮頸がん・予防ワクチンに関する知識』は，“ベネフィット・バリアの認識”〈「ワクチン接種の肯定感と関心の高さ〉〈ワクチン接種への消極的態度・困難感〉〈ワクチン接種の時間と費用のバリア〉，そして〈接種に向けた調整力〉に影響していた。子宮頸がんは，若い世代に増加しているがんであることが知られているが，学校の授業で扱うことはまだほとんどなく，子宮頸がん予防ワクチン接種を通して子宮頸がんという病気に触れることになっていると思われる。本調査での知識も，15項目中１項目は「知っている」と回答したが60％以上，６項目は30～40％台，８項目は30％

未満であり，全般的に知識は乏しい。

情報源は，保護者や友達，テレビが上位に上がっていたが，必ずしも正しい知識が得られているとは限らない。また，先行研究でも知識の乏しさが指摘されている。しかし，知識の乏しさは接種対象者に限らず，保護者も同様ではないかと推測される。なぜならば，HPV 感染やワクチンに関するトピックスは比較的新しく，保護者もこれまでに十分な知識を得るチャンスはなかったと思われる。宮城は，主体的に健康を考えるために HPV と子宮頸がん，喫煙と肺がんなど因果関係がわかっているために予防できるがんがあることを知る機会を与えること，ウイルス，免疫，がんなどの科学教育の題材として興味をもたせることを勧めている[12)]。高等学校の保健では，健康の保持増進と疾病の予防の感染症とその予防[13)]の単元で学習することが可能ではないだろうか。また，「総合的な学習の時間」や「特別活動」などの時間にトピックス的に扱うことも検討してよいのではないだろうか。女子大生が中心になっている，リボン・ムーブメント[14)]が高校の授業をするという例もあり，比較的年齢の近い人の講義は親しみをもち関心が高まるであろうが，正確な知識が十分伝わるかどうかという点も含めて計画すべきであると考えられる。

また，今回の調査ではインターネットや携帯サイトをあげた割合は10％未満であった。今回の質問の仕方では，子宮頸がんや予防ワクチンについて見たり聞いたりしたことがある情報源と尋ねていた。しかし，13～19歳のインターネット利用率が95％以上であることから[15)]，高校生が積極的に情報を集めようとする際に，インターネット検索を手段として選択する割合は高いと推測される。インターネットの普及により，医療や健康に関する情報を簡単に発信することが可能となり，十分に吟味されていない情報が安易に発信されることも多く，利用の仕方によっては誤った情報にアクセスしてしまうことが予想される。医療や健康に関する情報の利用の仕方を学ぶような機会を与える，つまりｅヘルスリテラシー[16)]を向上させるような教育も必要だと考えられる。

第2節　本研究の限界と今後の研究の展望

1．研究の限界

子宮頸がんの主な原因とされるHPVは性交による感染であるため，性行動についての認識や実際の性行動との関連は深いと考えられる。質的研究でも，“性交渉が感染の原因なのでワクチン接種を早くするべき”“性交渉が感染の原因なので自分には無関係”“性行動の気がかり”の概念から，カテゴリー〈異性との交際や性行動〉が生成された。2011年（平成23年）の調査[17]では女子高校生の性交経験率は24%と報告していることから，無視できない要因である。しかし，実際にはインタビューで性交に対する認識を自ら語られた例はあるものの，こちらから認識や実際の経験をたずねることはしなかった。また，質問紙調査でもボーイフレンドの有無の項目は，対象高校側から削除を求められ，実際に質問することはできなかった。性行動との関連について検討できない点は，高校生を対象にした調査の限界であったと思われる。

本研究のデザインは横断的調査方法であり，さらに，接種の意向の検証の対象者と接種行動の検証の対象者が異なっている。“接種の意向”と“接種行動”との間に介在する要因の検討は不可能であった。また，接種行動も横断的調査方法でのモデルの検証であった。予測モデルとして活用できるか否かの検討はプロスペクティブなデザインでの検討が必要であろう。しかしながら，子宮頸がん予防ワクチンについての政府の方針から，調査当時の社会的背景と今後の社会的背景は大きく異なることが予測される。そのために，接種を受けたいとする割合も低く，ワクチン接種率も低いことが予測される。したがって，このモデルでの再現性の検証は難しいことが予測される。

2．残された課題

本研究では，質的研究から〈接種行動につながる調整力〉，尺度作成から〈接種に向けた調整力〉という要因が見いだされた。これは，問題解決に向けたものであり，発達途上の女子高校生にとって重要であり育ちつつある能力であることが示唆された。オリジナルのHBMに組み込まれていない特性であったが，この〈接種に向けた調整力〉は思春期の保健行動の理論化をする上で，オリジナルな要因であると解釈され，〈接種に向けた調整力〉を加えたHBMにより，子宮頸がん予防ワクチンの接種意向や接種行動を説明することができた。

しかし，自分を取り巻く環境に対して調整する働きである〈接種に向けた調整力〉が，本来の接種に向けた調整力を測定できているか否かの検討がさらに必要と思われる。内容妥当性のさらなる検討と，自律の一側面であることから，既存の自律尺度を使った基準関連妥当性などの検討もさらに必要である。

さらに，作成した子宮頸がん・予防ワクチンに関する態度尺度には，信頼性係数が低いものも存在する。各尺度についてもさらに検討し精錬させていくことが今後の課題である。

3．今後の研究の展望

このモデルを子宮頸がん予防ワクチン接種という現象においての再現性の検証はほぼ不可能であると思われる。しかし，このモデルは高校生が保護者の承諾や時間や費用などの確保が必要となる他の保健行動の説明，たとえば，インフルエンザワクチン接種などを説明するのに適用できる可能性も考えられる。適用できる可能性のある保健行動の説明を行う研究の継続が今後の課題としてあげられる。

また，本研究で見いだされた〈接種に向けた調整力〉の尺度について，さらなる検討を重ね，内容妥当性，基準関連妥当性などが十分な尺度の開発と，〈接種に向けた調整力〉の発達と保健行動との関連や，思春期の自律の側面としての〈接種に向けた調整力〉の向上のための健康教育の方法などについて検討してくことが今後の課題である。

一方，女子高校生の子宮頸がん予防については，ワクチン接種に加え20歳以降の検診の必要性など，子宮頸がん予防ための知識の提供，情報の活用方法などのｅヘルスリテラシーを高める教育，意思決定を行うための教育など，健康教育上の課題が明らかになった。これらの健康教育プログラムの検討も今後の課題である。

第五章文献

1）岩田健太郎．予防接種は「効く」のか？－ワクチン嫌いを考える－．光文社；2010．21-38.

2）全国子宮頸がんワクチン被害者連絡会　http://hpvv-danger.jp/　（平成28年６月24日アクセス）

3）薬害オンブズパースン会議「子宮頸がんワクチン（ヒトパピローマウイルスワクチン）に関する要望書」2013年９月 http://www.yakugai.gr.jp/topics/file/hpv_vaccin_youbousyo.pdf　（平成28年６月24日アクセス）

4）第10回厚生科学審議会予防接種・ワクチン分科会副反応検討部会，平成26年度第４回薬事・食品衛生審議会医薬品等安全対策部会安全対策調査会（合同開催）議事録　2014年７月４日　http://www.mhlw.go.jp/stf/shingi/0000057298.html　（平成28年６月24日アクセス）

5）子どもの権利条約全文．http://www.unicef.or.jp/about_unicef/about_rig_all.html　（平成28年６月24日アクセス）

6）文部科学省国立教育政策研究所生徒指導研究センターキャリア発達にかかわる諸能力の育成に関する調査研究報告書平成23年３月 http://www.nier.go.jp/shido/centerhp/22career_shiryou/pdf/career_hattatsu_all.pdf　（平成28年６月24日アクセス）

7）Noom MC, Dekovic'M, Meeus W. Conceptual analysis and measurement of adolescent autonomy. Journal of Youth and Adolescence 2001; 30(5): 577-595.

8） National Cancer Institute. Theory at a Glance: A Guide for Health Promotion Practice. NIH Publication; 2005. 13-14.
9）Glanz K, Rimer BK, Lewis FM. 曽根智史，湯浅資之，渡部基他訳．健康行動と健康教育－理論，研究，実践－．医学書院；2006．177-192.
10）Glanz K, Rimer BK, Lewis FM 編集　曽根智史，湯浅資之，渡部基他訳．前掲 9）：55-57.
11） Rosenstock IM, Strecher VJ, Becker MH. Social learning theory and the Health Belief Model.Health Education Quarterly.1988; 15(2): 175-183.
12）宮城悦子．学校におけるHPVワクチンの啓発活動のポイント．思春期学2011；29(2)：196-201.
13）高等学校学習指導要領解説　保健体育編体育編　平成21年7月文部科学省 http://www.mext.go.jp/component/a_menu/education/micro_detail/__icsFiles/afieldfile/2011/01/19/1282000_7.pdf （平成28年6月24日アクセス）
14）リボン・ムーブメント　RMとは．http://ribbon-m.com/group/about/ （平成28年6月24日アクセス）
15）平成21年「通信利用動向調査」の結果　総務省　http://www.soumu.go.jp/main_content/000064217.pdf （平成28年6月24日アクセス）
16）Norman CD, Skinner HA. eHEALS: The eHealth Literacy. J Med Internet Res. 2006; 8(4): e27. http://www.ncbi.nlm.nih.gov/pmc/articles/PMC1794004/ （平成28年6月24日アクセス）
17）原　純輔，片瀬一男．青少年の性行動全国調査2011年の概要．現代性教育研究ジャーナル2012；17：1-8.

資　料

アンケート調査ご協力のおねがい

このアンケート調査は，女子高校生の，子宮頸がん予防に関する知識や情報，意識やワクチン接種状況などについて調査するものです。

ここ１～２年の間に，若い女性への子宮頸がん予防の必要性が取り上げられ，子宮頸がん予防のワクチンを接種するなどの対策がとられるようになりました。

この調査をもとに，子宮頸がんを予防するために，学校や家庭，そして地域での健康教育や，予防のための政策について提言していきたいと考えております。

このアンケート調査は，無記名で行い，個人が特定されることはありません。結果は個々の結果としてではなく，統計的に処理したうえで公表いたします。学校の成績とも関係ありませんし，書いた内容について外部に漏れるようなことは一切ありません。

以上，調査についてご理解の上，調査にご協力いただけますよう，よろしくお願いいたします。

アンケートへの回答時間は10分くらいです。回答が終わりましたら，封筒に入れ，指定の場所に提出をお願いいいたします。

東京学芸大学大学院連合学校教育学研究科
博士課程　小林　優子
東京学芸大学教育学部　養護教諭講座
教授　朝倉　隆司

【問１】子宮頸がん予防ワクチンの接種状況を教えてください。次の数字のなかから一つ選んで○をしてください。

１．まだ１回も受けていない ──→【問２】へすすんでください
２．１回接種が済んでいる
３．２回接種が済んでいる ──→【問３】へすすんでください
４．３回接種が済んでいる

【問２】まだ１回も受けていない人だけ答えてください

(1) 子宮頸がん予防ワクチンの接種の予定についてあてはまる数字を選んで○をしてください。

１．予約している，あるいは３か月以内に受ける予定
２．３か月より先に受ける予定
３．現在のところ受ける予定はない

(2) 子宮頸がん予防ワクチンの接種についての自分の気持ちに一番近い数字を選んで○をしてください。

１．ぜひ受けたいと思う
２．できれば受けたいと思う
３．どちらかというと受けたくない
４．絶対に受けたくない

【問３】１回以上接種が済んでいる人だけ答えてください

(1) 子宮頸がん予防ワクチンを接種したきっかけについて一番近いものを選んでください。

１．保護者にすすめられ，自分でも必要だと思って受けた。
２．保護者にすすめられ，それほど必要は感じなかったが受けた。
３．自分から保護者に，ワクチン接種の希望を伝えて受けた。

(2) 子宮頸がん予防ワクチンの接種を決めた理由としてどれくらいあてはまりますか。

	まったくあてはまらない		どちらともいえない		かなりあてはまる
保護者にすすめられたので	1	2	3	4	5
まわりの友達が受けているので	1	2	3	4	5
ワクチンの必要性を感じたので	1	2	3	4	5
接種費用の補助があるので	1	2	3	4	5

ここから先は全員回答してください。

【問４】平成23年度は中１から高２までは，国や市町村からの補助がありましたが，補助がない場合は１回につき15,000円，３回で45,000円かかります。あなたの接種に45,000円かかるとした場合のことを考えて答えてください。

(1) あなたの保護者は，あなたがワクチン接種を受けることについてどう考えているでしょうか。一番近い考えを選び数字に○をしてください。

　１．受けた方がよい
　２．どちらかという受けた方がよい
　３．どちらかというと受けなくてよい
　４．受けなくてよい

(2) あなたの保護者にとって，あなたのワクチン接種はどの程度，経済的負担だと思いますか。一番近いものを選び数字に○をしてください。

　１．かなり負担だと思う
　２．やや負担だと思う
　３．あまり負担ではないと思う
　４．ほとんど負担ではないと思う

【問５】あなたは，子宮頸（けい）がんや予防ワクチンについて，どのようなところから情報を得ていますか？　見たり聞いたりしたことがある，利用したことがある，話を聞いたことがあるものすべてに○をしてください。

１．新聞	２．雑誌	３．専門書	４．テレビの番組やコマーシャル
５．学校の授業	６．養護教諭の先生	７．市町村からの通知	８．ポスターやパンフレット
９．保護者	10．親戚	11．医師	12．看護師・助産師・保健師
13．きょうだい	14．友達	15．ボーイフレンド	16．インターネットや携帯サイト
17．先輩	18．その他（　　　　　　）		

【問 6】子宮頸がん予防ワクチンについての次の文章がどの程度あてはまりますか？
すでに接種を受けた人も思い出して回答してください。

		全くあてはまらない		どちらともいえない		かなりあてはまる
1	私の保護者は私がワクチン接種を受けるようにすすめている	1	2	3	4	5
2	保護者と子宮頸がん予防やワクチンについての話をしたことがある	1	2	3	4	5
3	私の保護者は子宮頸がんワクチンについての知識が豊富である	1	2	3	4	5
4	家族の中での会話に，子宮がん検診や乳がん検診の話題があがることがある。	1	2	3	4	5
5	私の家族は健康や医療の情報を多くもっている	1	2	3	4	5
6	私の家族は人間ドックや健康診断を定期的に受けている	1	2	3	4	5
7	私の家族は健康を価値あるものだと考えている	1	2	3	4	5
8	私は，HPV（ヒトパピローマウイルス：子宮頸がんの原因とされるウイルス）に感染する危険性は高いと思う	1	2	3	4	5
9	私は将来，子宮頸がんにはならないと思う	1	2	3	4	5
10	子宮頸がんは命にかかわる怖い病気だと思う	1	2	3	4	5
11	子宮頸がんにかかり，子どもが産めなくなることは私にとって重大な問題である	1	2	3	4	5
12	子宮頸がんはあまり重い病気ではないと思う	1	2	3	4	5
13	子宮頸がんについてもっと知りたいと思っている	1	2	3	4	5
14	子宮頸がんにかかった人の話を聞いて怖いと思ったことがある	1	2	3	4	5
15	性行動によってうつるものなので，将来のためには早めに打っておいた方がよいと思う	1	2	3	4	5
16	注射を打たれるのは苦手である	1	2	3	4	5
17	3 回のワクチン接種はめんどうである	1	2	3	4	5
18	ワクチンが本当に効くのか，効果に疑問がある	1	2	3	4	5
19	ワクチンの副作用が心配である	1	2	3	4	5

		全くあてはまらない		どちらともいえない		かなりあてはまる
20	発売されたばかりのワクチンなので接種に不安を感じる	1	2	3	4	5
21	ワクチン接種を受けなくても，予防できると思う	1	2	3	4	5
22	ワクチン接種が受けられる病院やクリニックが近くにない	1	2	3	4	5
23	自分が接種を受ける場合に負担するワクチンの代金が高い	1	2	3	4	5
24	忙しくてワクチン接種を受けに行く時間がない	1	2	3	4	5
25	私の友達のほとんどはワクチン接種を受けている	1	2	3	4	5
26	このワクチンは強制的（きょうせいてき）ではないので必要性を感じない	1	2	3	4	5
27	接種することについての保護者の許可（きょか）を得るのが難（むずか）しい	1	2	3	4	5
28	ワクチン接種の時間を確保するために，部活，習い事，塾，アルバイトなどの調整（ちょうせい）をすることができる	1	2	3	4	5
29	接種に付（つ）き添（そ）う保護者に，都合をつけてもらうことができる	1	2	3	4	5
30	接種できる病院や予約方法を自分で調べることができる	1	2	3	4	5
31	ワクチン接種の代金を保護者または自分が用意することができる	1	2	3	4	5
32	一般的に，中高生は予防のためにワクチンを接種した方がよいと思う	1	2	3	4	5

【問7】子宮頸がん，子宮頸がん予防ワクチンについての次の文章を読み，該当する欄に○をつけてください。

		知っている	知らない
1	20代の女性で子宮頸がんにかかる人の数は他の年代と比べて増加している		
2	子宮頸がんは早期に発見できれば子宮頸部の一部を取り除くだけの手術で治すことができるが，がんが進行すると子宮を切除しなければならない		
3	子宮頸がんも，他のがんと同じように，進行すると全身に転移し，死に至るおそれのある病気である。		
4	子宮頸がんの原因は HPV（ヒトパピローマウイルス）である。		
5	HPV（ヒトパピローマウイルス）は，性交渉によって感染するので性交渉の経験のある人は感染の可能性がある		
6	HPV（ヒトパピローマウイルス）は，手指などにも存在するウイルスであり，コンドームで防げるものではない。		
7	女性の80％は，一生のうちに一度は HPV（ヒトパピローマウイルス）に感染すると言われている。		
8	HPV に感染しても免疫の力で自然に排除されることが多いため HPV に感染したからといって必ず子宮頸がんになるわけではない。		
9	現在，日本で使用可能な HPV（ヒトパピローマウイルス）ワクチンがある。		
10	HPV（ヒトパピローマウイルス）ワクチンは性交渉を経験するより前に接種することがすすめられている		
11	平成23年度，中学1年生～高校2年生※の女子がワクチン接種を受ける場合，国や市町村からの補助があり，無料または一部負担で接種が受けられる。（※自治体によって補助の対象学年が違うこともある）		
12	HPV（ヒトパピローマウイルス）ワクチンの副反応で最も多いのは，痛み，発赤，腫れである		
13	HPV（ヒトパピローマウイルス）に対するワクチンの効果は約20年続くと言われている		
14	ワクチンですべての HPV を防ぐことはできないので，ワクチンを接種した人でも20歳以降，年に1度は検診を受ける必要がある		
15	子宮頸がんの検診の受診率はアメリカに比べ，日本ではとても低い		

【問８】

(1) 学年と年齢を教えてください。　学年＿＿＿＿年　年齢＿＿＿＿歳

(2) 学校の授業以外の活動について教えてください

① 学校での部活やサークル　１．していない　２．している　（週に　回）

② 塾，習い事など，学外の活動など　１．していない　２．している　（週に　回）

③ アルバイト　１．していない　２．している　（週に　回）

(3) ふだんのあなたと，あなたの保護者のことを考えて答えてください。よい答えや悪い答えありません。一番近いと思う数字に○をしてください。

		まったくそう思わない	あまりそう思わない	ややそう思う	大変そう思う
1	何か問題が生じた時，自分で解決するよりも前に保護者に頼（たよ）る	1	2	3	4
2	何かアドバイスが欲しいときは，保護者よりも親友に求めた方がよい	1	2	3	4
3	何かまちがいや問題があった時には，保護者にまかせる	1	2	3	4
4	友達との関係で問題があった時には，保護者に相談してから解決（かいけつ）方法を決める	1	2	3	4

(4) 一緒に暮らしている人，すべてに数字に○をしてください

１．父　２．母　３．兄　４．姉　５．弟　６．妹

７．祖父　８．祖母　９．その他（　　）

(5) 一緒に暮らしている人のなかに，子宮頸（けい）がん予防ワクチンを受けた人はいますか？どちらかに○をつけてください。いる場合には，受けた人すべてに○をしてください。

１．いる　（　①母　②姉　③妹　④その他（　　）　）

２．いない

【問９】子宮頸（けい）がん予防ワクチンについて考えていることなどがありましたら自由にお書き下さい。

（　　）

質問は以上です。記入もれがないかもう一度お確かめください。ご協力ありがとうございました。

初 出 一 覧

小林優子，朝倉隆司．女子高校生における子宮頸がん予防ワクチン接種プロセスに関する質的研究．日本健康教育学会2013；21(4)：294-306.

小林優子，朝倉隆司．女子高校生の子宮頸がん予防ワクチン接種の意向に影響する要因―HBM（Health Belief Model）による検討―．学校教育学研究論集2015；31：13-26.

小林優子，朝倉隆司．女子高校生の子宮頸がん予防ワクチン接種行動に関する心理社会的要因―修正版HBMに基づくパス解析による検討―．厚生の指標2015；62(11)：15-24.

あとがき

本書は，2015年３月に東京学芸大学大学院連合学校教育学研究科（博士課程）に提出した学位論文を加筆修正したものです。また，刊行にあたり，独立行政法人日本学術振興会平成28年度科学研究費助成事業（科学研究費補助金）（研究成果公開促進費　課題番号16HP5192）の助成を受けました。

我が国でHPVワクチンが承認され間もなく研究を開始いたしました。調査実施の時期は，子宮頸がん等ワクチン接種促進事業が実施されており，がんを防ぐ画期的なワクチンの存在と，高いその費用が公費により助成されるといった当事業はどちらかというと肯定的にとらえられている時期でした。しかしながら，子宮頸がん予防ワクチンが定期接種化されて間もなく，重篤な副反応の報告が相次ぎ，接種の積極的勧奨を控えるよう勧告がなされました。これまで肯定的にとらえられていたワクチンが一気に悪しき物となり信用を失いました。このようなワクチンをめぐる背景の変化の中，多少戸惑いもありました。しかしながら，もともとワクチン接種の推進を目的とした研究ではなく，高校生が新しいこのワクチンをどうとらえているか，どう行動するのかに視点を当てた研究であったため，気持ちがぶれることなく分析や執筆を進められました。

この研究を実施するにあたり，インタビューや質問紙調査に協力してくださった女子高校生の皆様，対象校の校長先生ならびに養護教諭の先生方に感謝申し上げます。

博士論文の研究を進めるにあたり，貴重なご助言をくださいました指導教員の先生方，博士論文の審査委員の先生方に感謝申し上げます。

主指導教員の朝倉隆司先生との出会いは約20年前の修士課程入学時であり，長年に渡りご指導をいただいております。温かく穏やかなお人柄と研究に妥協しない姿勢は全く変わることなく，この度もご指導いただけたこと心より感謝申し上げます。

本書の出版にご尽力いただきました，風間書房，風間敬子氏には多大なるご配慮をいただき，心より厚く御礼申し上げます。

最後に，私の研究生活に理解を示し協力してくれた夫と息子，心から応援してくれた父，そしていつも見守ってくれる天国の母に感謝します。

2016年12月

小林優子

著者略歴

小林優子（こばやし　ゆうこ）

博士(教育学)・看護師

1985年　東京大学医学部附属病院 看護師
1991年　武蔵丘短期大学 助手
1996年　東京学芸大学大学院 教育学研究科 修士課程修了
1998年　新潟県立看護短期大学(2002年より新潟県立看護大学) 助教授
2005年　杏林大学 准教授
2008年　神奈川県立保健福祉大学 准教授
2015年　東京学芸大学大学院 連合学校教育学研究科 博士課程修了
2016年　湘南医療大学 准教授(現職)

おもな著書
新人ナース仕事始めのシナリオ 増補改訂版　共著　ゆみる出版　2000年
新看護観察のキーポイントシリーズ 整形外科　共著　中央法規出版　2011年
養護教諭 毎日の執務とその工夫 第4章 6 子宮頸がん予防と学校教育　共著
　第一法規　2013年
系統看護学講座専門分野Ⅰ基礎看護学〔3〕基礎看護技術Ⅱ 第16版　共著
　医学書院　2013年
系統看護学講座専門分野Ⅱ成人看護学〔10〕運動器 第14版　共著
　医学書院　2016年

女子高校生の子宮頸がん予防行動に関する心理社会的要因
—保健行動モデルを使ったワクチン接種行動の検討—

2017年1月20日　初版第1刷発行

著　者　小　林　優　子
発行者　風　間　敬　子
発行所　株式会社　風　間　書　房
〒101-0051　東京都千代田区神田神保町 1-34
電話 03(3291)5729　FAX 03(3291)5757
振替 00110-5-1853

印刷　太平印刷社　　製本　高地製本所

NDC分類：140

ISBN978-4-7599-2157-1　Printed in Japan